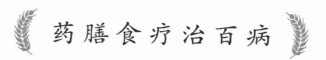

药膳食疗治百病

高血压食疗药膳

主　编　朱成全　汪金生

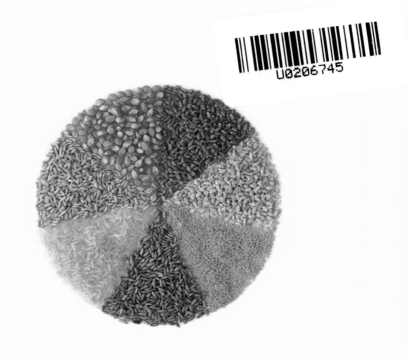

中国医药科技出版社

内 容 提 要

药膳是药材与食材相配而做成的美食。药膳食疗是取食物之味与药材之性，以达到养生保健之功。本书介绍了药膳的基本概况，高血压的致病特点、病因病机及治疗治则等，重点介绍了防治高血压的药膳常用药材及药膳食疗方。读者可依据自身情况，灵活选择。本书可供高血压人群、广大中医药爱好者及饮食营养研究者阅读、参考。

图书在版编目（CIP）数据

高血压食疗药膳 / 朱成全，汪金生主编 . — 北京：中国医药科技出版社，2018.3

（药膳食疗治百病）

ISBN 978-7-5067-9987-4

Ⅰ . ①高…　Ⅱ . ①朱…②汪…　Ⅲ . ①高血压—食物疗法—食谱Ⅳ . ① R247.1 ② TS972.161

中国版本图书馆 CIP 数据核字（2018）第 028137 号

美术编辑　陈君杞
版式设计　南博文化

出版　中国医药科技出版社
地址　北京市海淀区文慧园北路甲 22 号
邮编　100082
电话　发行：010-62227427　邮购：010-62236938
网址　www.cmstp.com
规格　710×1000mm　$^1/_{16}$
印张　8 $^1/_4$
字数　123 千字
版次　2018 年 3 月第 1 版
印次　2018 年 3 月第 1 次印刷
印刷　北京盛通印刷股份有限公司
经销　全国各地新华书店
书号　ISBN 978-7-5067-9987-4
定价　**28.00 元**

编委会

药膳发源于我国传统中医药文化和烹饪饮食文化，它是在中医药理论的指导下，将中药与适宜的食物相配伍，经加工烹制而成的膳食，可以"寓医于食"，使"药借食味，食助药性"，在人类的养生保健、防病治病史上起到了重要的作用。药膳具有悠久的历史和广泛的群众基础，随着社会的发展，人们更加崇尚自然，注重养生康复，因此，取材天然、防治兼备的中医药膳将会受到越来越多人的关注。

药膳的产生和发展是以中医理论体系为基础，中医认为"阴阳失衡，百病始生"，人体的衰弱失健或疾病的发生发展皆与阴阳失调有着重要关系。如何调整阴阳失调，张景岳有云："欲救其偏，则惟气味之偏者能之。"食物与药物一样，皆有形、色、气、味、质等特性，或补或泻，都是协调阴阳，以平为期，通过补虚扶弱，调整脏腑气机或祛病除邪，消除病因来防病治病、强身益寿。同时药膳还应当遵循因人、因地、因时、因病而异的原则，所谓得当则为宜，失当则为忌，做到"审因用膳"和"辨证用膳"，即要注意考虑年龄、体质、健康状况、患病性质、季节时令、地理环境等多方面因素，并配合优质的原料和科学的烹制方法，方能发挥药膳的治病和保健作用。

本书以高血压的药膳调养为主要内容，分为四个部分，第一部分简要介绍药膳的基本概况，如起源与发展、特点、分类、应用原则、制作方法及注意事项等。第二部分简述了高血压的致病特点、病因病机及治疗治则等，尤其提示了中医对该病症的治疗方法。第三部分介绍了高血压食疗药膳常用药材的来源、性味归经、功能主治、选购提示及注意事项。第四部分精心选择了取材方便而确有效果的食疗方，详细介绍了其配方、功效、制法、食法。读者可依据自身情况，灵活选择。

作者在编写本书过程中，参阅了诸多著作，未能全部一一列出，谨此对相关专家表示衷心的感谢。本书融科学性和实用性为一体，内容丰富，希望能成为珍惜生命、崇尚健康、热爱生活者的良师益友。但需强调的是食治不能代替药治，患病者还应当及时就医，以免贻误病情。

限于水平、时间和精力，如有疏漏不足之处，恳请同行专家及广大读者不吝赐教与指正。

编者

2017年12月

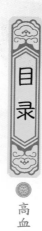

目录

高血压

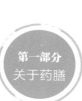

第一部分
关于药膳

什么是药膳　2

药膳的特点　4

药膳的应用原则　10

药膳的注意事项　17

药膳的起源与发展　3

药膳的分类　6

药膳的制作　13

第二部分
认识高血压

病因病机 / 23

治法 / 24

第三部分
高血压食
疗药膳常用
药材

女贞子 / 30

车前子 / 33

白扁豆 / 35

山楂 / 31

木瓜 / 34

枳实 / 36

五味子 / 32

乌梅 / 34

佛手 / 36

川 芎 / 37　　　枸 杞 / 38　　　决明子 / 38

桑 椹 / 39　　　芝 麻 / 40　　　丹 参 / 40

益智仁 / 41　　　人 参 / 42　　　莲 子 / 43

三 七 / 43　　　土茯苓 / 44　　　太子参 / 45

甘 草 / 46　　　玉 竹 / 47　　　升 麻 / 47

白 术 / 48　　　百 合 / 49　　　天 麻 / 49

生地黄 / 50　　　当 归 / 51　　　高良姜 / 52

白 芍 / 53　　　黄 芪 / 53　　　泽 泻 / 54

何首乌 / 55　　　石 斛 / 55　　　黄 精 / 56

葛 根 / 57　　　桑 叶 / 58　　　金银花 / 58

西洋参 / 59　　　荷 叶 / 60　　　淡竹叶 / 61

菊 花 / 61　　　槐 花 / 62　　　蒲 黄 / 63

马齿苋 / 64　　　鱼腥草 / 64　　　紫 苏 / 65

薄 荷 / 66　　　蜂 蜜 / 66　　　牡丹皮 / 67

珍 珠 / 68　　　鹿 茸 / 68　　　鳖 甲 / 70

蛤 蚧 / 70　　　蒺 藜 / 71　　　牡 蛎 / 72

第四部分 高血压常用药膳食疗方

🍃 **汤类**　74

海蜇马蹄人参汤 / 74　　　三豆冬瓜汤 / 75

苦瓜荠菜瘦肉汤 / 75　　　养颜汤 / 76

山楂决明荷叶瘦肉汤 / 76　　　党参苡仁猪蹄汤 / 77

西洋参山楂汤 / 77　　　荠菜淡菜汤 / 78

淡菜黄瓜汤 / 78　　　葫芦瓜糖水 / 78

豆腐冬菇瘦肉汤 / 79　　　草菇瘦肉汤 / 79

马蹄海蜇汤 / 79　　　丝瓜豆腐瘦肉汤 / 80

枸杞芹菜鱼片汤 / 80　　　马蹄海带玉米须汤 / 80

苦瓜荠菜瘦肉汤 / 81　　　石决明鲍鱼汤 / 81

蘑菇汤 / 81　　　首乌天麻龟肉汤 / 82

洋参雪羹汤 / 82　　　　牡蛎枯草瘦肉汤 / 83

莲子发菜瘦肉汤 / 83　　芹菜苦瓜汤 / 83

🌿 菜肴类　84

百合桑椹炒鳝丝 / 84　　竹笋虾仁扒豆腐 / 84

海鲜面 / 85　　　　　　天麻鱼头 / 85

山楂鸡 / 86　　　　　　韭黄炒对虾 / 86

枸杞山楂煲海螺 / 87　　菟丝白果煮甲鱼 / 87

牛膝香菇煲瘦肉 / 88　　首乌炒肝腰 / 88

银耳炒菠菜 / 89　　　　鸭泥面包 / 89

金菊猪脑羹 / 90　　　　天麻蒸猪脑 / 90

人参炖鲍鱼 / 91　　　　杞山楂煲海螺 / 91

蛇粉双耳羹 / 92　　　　鳝鱼芹菜炒翠衣 / 92

大蒜菠菜拌海蜇 / 93　　山楂雪蛤炖鲍鱼 / 93

芭蕉煮鹌蛋 / 94　　　　白蛇戏菊花 / 94

地龙炒蛋 / 94　　　　　首乌瑶柱三鲜羹 / 95

大蒜姜汁拌菠菜 / 95　　大蒜菠菜炒花枝 / 96

茯苓杏仁炸全蝎 / 96　　花胶大蒜炖鲍翅 / 97

山楂大枣蒸斑鱼 / 97　　牛膝香菇煲瘦肉 / 98

黄芪当归蒸鸡 / 98　　　银耳炒菠菜 / 99

黑木耳炒芹菜 / 99　　　海带炖猪肘 / 99

杜仲煮海参 / 100　　　　天麻炖兔肉 / 100

天麻炖甲鱼 / 100　　　　山楂莲子雪蛤膏 / 101

杜仲爆腰花 / 101　　　　淡菜松花蛋 / 101

醋制黑豆 / 102　　　　　玉米须炖蚌肉 / 102

天麻猪脑羹 / 102　　　　大蒜腐竹焖水鱼 / 103

菊花蜂蜜膏 / 103　　　　花生米浸醋 / 103

菠菜麻油拌芹菜 / 104　　绿豆芝麻粉 / 104

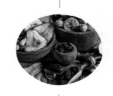

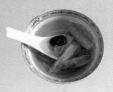

黑芝麻山药羹 / 104　　　肉片冬瓜 / 105

老鸭蒸天麻 / 105　　　　菊花炒鸡片 / 106

花生枯草炖枣仁 / 106　　荷叶蒸饼 / 107

冬瓜煨草鱼 / 107　　　　鸡肉焖天麻 / 108

肉丝拌黄瓜海蜇 / 108　　决明烧茄子 / 109

芹菜炒猪肝 / 109　　　　鸡肉焖天麻 / 110

昆布海藻煲黄豆 / 110　　鸭肉菊荷芹菜 / 110

肉丝烩豌豆 / 111　　　　肉末炒蚕豆 / 111

肉丝香干炒芹菜 / 112　　山楂炖扁豆 / 112

党参炖乳鸽 / 112　　　　健脾茯苓糕 / 113

粥类　113

丹参枸杞粥 / 113　　　　太子山楂粥 / 114

黑米党参山楂粥 / 114　　山楂银耳粥 / 114

芹菜山楂粥 / 115　　　　冬瓜鸭粥 / 115

蛋花粥 / 115　　　　　　淡菜粥 / 116

菊苗粥 / 116　　　　　　葱白粥 / 116

地骨皮粥 / 117　　　　　葵子粥 / 117

荸荠粥 / 117　　　　　　落花生粥 / 118

莲肉粥 / 118　　　　　　天麻菊花粥 / 118

荷叶绿豆粥 / 119

茶类　119

菊槐绿茶饮 / 11　　　　菊楂决明饮 / 119

柿子决明茶 / 120　　　　核桃山楂菊花茶 / 120

核桃三物饮 / 120

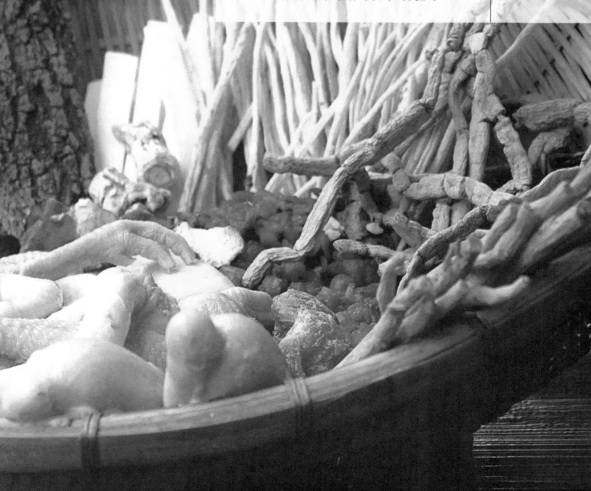

药膳，既是中国传统医学的一种治疗方法，也是中华民族独具特色的饮食形式之一。药膳文化历史悠久，源远流长，为人类的健康长寿作出了积极的贡献。近年来，随着人们对绿色生活的推崇，味道宜人、营养丰富、能够防病治病的药膳得到了越来越多人的青睐，一股药膳热潮已经兴起。作为民族医学和传统饮食完美结合的产物，药膳这一带有中国古老而神秘色彩的东方文化，正在走出国门，迈向世界。今天，就让我们揭开药膳的神秘面纱，去探寻其中的奥妙。

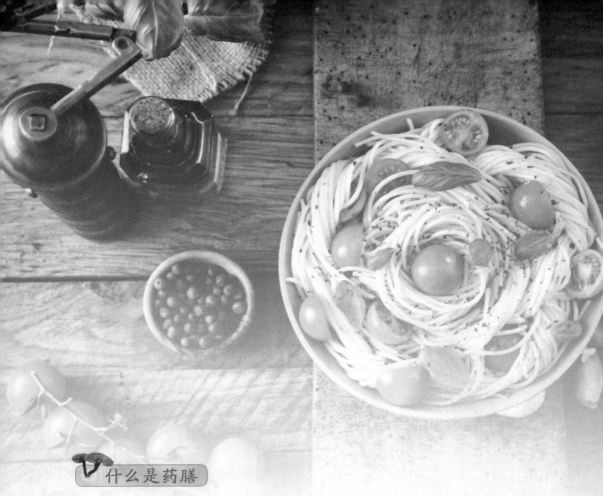

什么是药膳

提到药膳，许多人不禁要问，何谓"药膳"？药膳是药物还是食物？其实药膳并不是简单的中药加食物，它是在传统中医药"辨证论治"理论的指导下，将中药与某些具有药用价值的食物相配伍，经加工烹制而成的具有一定色、香、味、形、养的菜肴、汤汁、羹糊、糕点等食品。药膳可以"寓医于食"，即既取药物之性，又取食物之味，"药借食力，食助药威"，二者相辅相成、相互协调，服用后，既可获得丰富的营养，又可养生保健、防病治病、延年益寿，是具有保健和治疗双重效果的药用食品。

由此可见，药膳是一种兼有药物功效和食品美味的特殊食品，是中医传统"药食同源"理论的最好体现，也有许多书籍直接将"药膳"称之为"食治""食养""食疗""食药"。说明药膳可以使食用者在享受美食的同时，又使其身体得到滋补，疾病得到治疗。所以中国传统药膳的制作和应用，不仅仅是一门学问，更可以说是一门艺术。

现代药膳充分总结和应用了古人的宝贵经验，同时吸取了现代养生学、

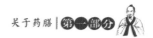

营养学、烹饪学的研究成果，正逐步向理论化、系统化、标准化、多样化、世界化的方向发展，食用方式也由传统的菜肴饮食汤品类发展为新型饮料类、冲剂类、胶囊类、浓缩剂类、罐头类、蜜饯类等，更加体现了现代人对健康以及原生态疗法和高品质食物的追求。

药膳的起源与发展

药膳究竟起源于何时呢？其实早在人类社会的原始阶段，人们还没有掌握将药物同食物相区分的方法时，就已经认识到"药食本同源"的重要特点，并在不断地探索和实践中，逐渐形成了药膳的雏形。

"药膳"一词则最早见于《后汉书·列女传》，其中有"母恻隐自然，亲调'药膳'，恩情笃密"的字句。其实在药膳一词出现之前，很多古籍中已有关于制作和应用药膳的记载。《周礼》中记载了给周天子配专门负责饮食卫生的"食医"来掌握调配其每日的饮食，而且会根据一年四季不同的时令要求来变化膳食。此外，在专治内科的"疾医"条下也特别强调了"以五味、五谷、五药类以养其病"的内容。这些记载表明，我国早在西周时代就有了丰富的药膳知识，并出现了从事药膳制作和应用的专职人员。

先秦时期中国的食疗理论已具雏形，制作也较为成熟。成书于战国时期的《黄帝内经》在论述食与人的关系时，指出"凡欲治病，必问饮食居处"强调了病人的饮食习惯、食物来源等对治疗疾病的重要性。而"治病必求其本，药以祛之，食以随之"的经典理论，则强调病除之后食养的必要性。书中还提到了许多食物的药用价值，在其所载的13首方剂中就有8首属于药食并用的方剂，如乌骨丸就是由茜草、乌骨、麻雀蛋、鲍鱼制成。

秦汉时期药膳有了进一步发展。汉代医圣张仲景在其所著的《伤寒杂病论》《金匮要略方论》中除了记载用药物来治疗疾病，还采用了大量的饮食调养方法来配合，如在清热力较强的白虎汤中加入粳米以调养胃气使之不致受损，在逐水力较强的十枣汤中用枣汤煎煮以防伤及正气。诸如此类的还有竹叶石膏汤、当归生姜羊肉汤、百合鸡子黄汤、甘麦大枣汤等。在食疗方面张仲景发展了《黄帝内经》的理论，突出了饮食的调养及预防作用，开创了药物与食物相结合治疗重病、急症的先例，还记载了食疗的禁忌及应注意的饮食卫生。这一时期为我国药膳食疗学的理论奠基时期。

唐代名医孙思邈在《备急千金要方》中专设"食治"一篇，其中共收载药用食物164种，分为果实、蔬菜、谷米、鸟兽四大门类，至此食疗已经开始成为专门的学科。孙思邈还指出："食能排邪而安脏腑，悦情爽志以资气血"。说明制作精美的药膳能在发挥药食双重作用的同时，还能使人心情舒畅。其弟子孟诜集前人之大成编成了我国第一部集药食为一体的食疗学专著《食疗本草》，极大地促进和指导了中国药膳的发展。

宋元时代是药膳发展的高潮，借助中医学在此时期的跨越发展，药膳也得到更快的发展，无论是在宫廷还是在民间药膳都得到了广泛的认可和较为全面的发挥。宋代官修医书《太平圣惠方》中也专设了"食治门"，其中记载药膳方剂已达160首。元代中央政府掌管药膳的部分称为"尚食局"，曾一度和"尚药局"相合并，而饮膳太医忽思慧所编著的《饮膳正要》为我国最早的营养学专著，首次从营养学的角度出发，强调了正常人的合理膳食，对饮食药膳方面颇有独到见解，是蒙、汉医学结合和吸收外域医学的重要成果。书中对药膳疗法、制作、饮食宜忌、饮食卫生及服药食忌、食物相反、食物中毒和解毒、过食危害等均有详细记载。

时至明清两朝，药膳发展到鼎盛时期，几乎所有关于本草的著作都注意到本草与食疗的关系，对于药膳的烹调和制作也达到极高的水平，且大多符合营养学的要求。其中《食物本草》当属明代卓有功绩的药膳专著，全书内容翔实丰富，最大的特点就是对全国各地著名泉水进行了较为详细的考证介绍。到了清代，诸多各具特色的药膳专著层出不穷，多是在总结前人经验的基础上结合当前实际重新扩展的。刊于1691年的《食物本草会纂》8卷，载药220种，采辑《本草纲目》及有关食疗著作，详述各药性味、主治及附方。而在药膳粥食方面，黄鹄的《粥谱》则可称为药粥方的集大成者。

中国药膳，源远流长，广为传播。如今，药膳的应用更是空前广泛，在国内外都享有盛誉，倍受青睐，以致许多药膳餐馆在世界各地应运而生，这不但传承了我们中华传统的医食文化，更是在勇敢的创新中将其发扬光大。

药膳的特点

药膳是我国独具特色的一种饮食形式，它究竟有着怎样的特点，可以跨越千年的时空，走入我们的餐桌呢？中华药膳的产生和发展是以中医理论体

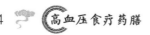

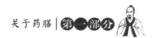

系为基础的，因此，它的特点也必然是中国医食融合所体现的独特风格，兼备医药治病防病的功效和菜肴美味可口的特色。具体而言，药膳有以下特点。

◎ 历史悠久，寓药于食

中医药膳起源于西周时期，历经数千年的发展，药膳的原料不断增多，临床适应证不断扩大，理论不断完善，疗效不断增强。时至今日，药膳仍然在人们的生活中发挥着巨大的作用。药膳将药物的治疗、保健、预防、强身等作用融入日常膳食，使人们在享受美食的同时也可以调理身体，防治疾病，成为适宜于各种人群的双效膳食。

◎ 强调整体，辨证施食

如同中医的整体观，运用药膳时，首先要全面分析病人的体质、健康状况、患病性质、季节时令、地理环境等多方面情况，并判断其基本证型，然后再确定相应的食疗原则，给予适当的药膳治疗。气虚的，用补气药膳；血虚的，用补血药膳。药物与药膳相互补充，相互辅佐，共同发挥健身强体、营养美味的作用。

◎ 防治兼顾，效果显著

药膳既可治病，又可防病，是其有别于药物治疗的特点之一。尽管所用药材食材多属平和之品，但其对纠正机体偏性的作用却不可小觑，防治疾病和健身养生的效果也比较显著。如清代宫廷御医所创的"八珍糕"，含有茯苓、芡实等8种药材，具有补脾健胃、消食化积的功效，曾为乾隆皇帝和慈禧太后所喜爱，现如今也是许多大饭店的特色药膳。

◎ 良药可口，烹食方便

药膳将中药与食物相配，就能做到药借食味，食助药性，变"良药苦口"为"良药可口"，特别能满足人们"厌于药，喜于食"的天性，尤其是它能解决大多数儿童不肯服药的难题。可以说，药膳既是一种功能性食品，也可以说它是中药中一种广受欢迎的特殊剂型。制作方法结合了中药的简单处理和常用的烹饪方法，简便易行。

◎ 博大精深，影响广泛

由于药膳是在日常膳饮中对人体进行调治，并可以随着饮食的形式不断变化，以达到不同的疗效。因此，它不仅在中国受到人们的广泛青睐，在国外也产生了深远的影响。当今，在东南亚乃至欧美国家和地区，崇尚和研究中国药膳的学者与日俱增。

药膳的分类

药膳在漫长的历史发展过程中，形成了性状多样、营养价值各异、种类花色繁多的风格。纵观古代医籍文献中的分类方法记载，结合现代药膳加工、烹调技术，可将药膳按药膳的治疗作用、药膳的使用季节、对五脏的调养作用和性状等进行如下分类。

按药膳的治疗作用分类

祛邪治病类

解表透表药膳 由辛凉或辛温的药物和食物组成，具有发汗、解肌透邪的功效，适用于风寒或风热感冒以及其他外感病的初期。

清热解毒药膳 由甘寒或苦寒的药物和食物组成，具有清热解毒、生津止渴的功效，适用于机体热毒内蕴或余热未清之证。

祛散风寒药膳 由辛温或辛热的药物和食物组成，具有温经通脉、散寒止痛的功效，适用于机体外寒入侵或虚寒内生的病证。

消导理气药膳 由消积导滞、辛温通达的药物和食物组成，具有健脾开胃、消食化积、行气止痛的功效，适用于消化不良、食积内停、肝气郁结、腹胀腹痛等症。

润肠通便药膳 由滑润大肠、促进排便的药物和食物组成，具有润肠通畅的功效，适用于大便干燥、肠涩津亏之症。

利水祛湿药膳 由芳香温燥、化湿运脾、通利水道的药物和食物组成，具有运健脾胃、利水祛湿、通利小便的功效，适用于大便稀黏、尿少浮肿、小便不利等症。

活血化瘀药膳 由辛温苦等入血分的药物和食物组成，具有活血化瘀、消肿止痛之功，适用于瘀血内停、跌打损伤等症。

祛痰止咳平喘药膳 由祛痰止咳、降气平喘的药物和食物组成，具有祛痰化痰、宣肺止咳、降气平喘的功效，适用于咳嗽痰多、喉中痰鸣、哮喘等症。

养心安神药膳 由质重沉降的药物和食物组成，具有重镇安神和养心安神的功效，适用于神志失常、心神不宁、惊悸健忘、失眠多梦等症状。

平肝熄风药膳 由能滋阴潜阳的药物和食物组成，具有熄风镇静、平肝潜阳的功效，适用于肝阳上亢、肝风内动、头目眩晕、抽搐等症。

补益保健类

壮阳药膳 由温肾壮阳的药材和食材组成，适用于阳气不足，出现畏寒肢冷、面色淡白、大便溏薄、小便清长、舌淡苔白、脉微无力之人。

滋阴药膳 由滋阴补肾的药材和食材组成，适用于阴精亏虚，出现两颧红赤、咽干口燥、五心烦热、潮热盗汗、夜不能寐、便干溲赤、舌红少苔、脉细数之人。

补气药膳 由补中益气的药材和食材组成，适用于元气不足，出现神疲乏力、少气懒言、面色㿠白、语声低微、头晕自汗、胸闷气短、舌淡苔白、脉弱之人。

补血药膳 由益气生血的药材和食材组成，适用于阴血亏虚或失血过多，出现面色苍白、肢体麻木、爪甲淡白、肌肤甲错、头晕心悸、失眠多梦、小便不利、舌淡苔白、脉细弱之人。

益智聪耳药膳 由益智开窍、补肾聪耳药材和食材组成，适用于年老智力低下、耳聋、耳鸣，以及各种原因所导致的记忆力减退、听力减退之人。

促进睡眠药膳 由养心安神的药材和食材组成，适用于失眠多梦、不能熟睡、早醒、醒后无法入睡、易被惊醒、对睡时声音灯光敏感之人。

美容药膳 由活血、滋补、理气等多类药材和食材组成，具有祛痘荣面、祛斑美白、润肤修颜，除皱驻颜、美鼻明目、润唇固齿，乌发固发、丰乳美体，健身减肥、除臭留美等多种作用。

按季节分类

按照四季可分为春季药膳、夏季药膳、秋季药膳和冬季药膳。季节不同，在药材和食物原料及烹调方法的选择上亦有所不同。夏季药膳多配用一些凉性、寒性的原料；冬季药膳多配用温性、热性或滋补的原料；春、秋则配用一些较稳妥的属平性的原料。

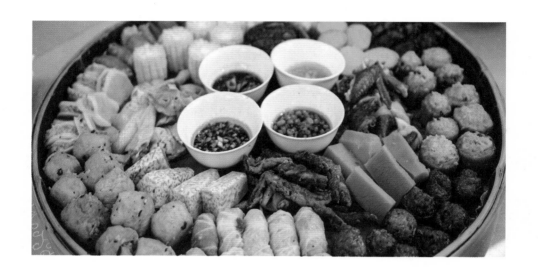

按五脏调养分类

养心药膳 适用于心失所养，出现心悸不安、心慌失眠、健忘躁动、哭笑无常、神志不清、舌体淡白或红而糜烂、脉结代或细弱之人，可选用养心护心、祛除心火的药材和食材。

养肝药膳 适用于肝失所养，出现精神抑郁、多愁善感、沉闷欲哭、胸胁疼痛、肢体麻木震颤、头晕目眩、双目干涩、食欲不振、嗳气泛酸、少腹胀痛、痛经闭经、腹水水肿、舌青紫、脉弦之人，可选用养肝护肝、疏肝理气的药材和食材。

养肺药膳 适用于肺失所养，出现悲哀忧伤、呼多吸少、咳嗽痰多、颜面水肿、鼻部干涩、皮肤粗糙、少气懒言、脉细弱之人，可选用养肺护肺、滋阴润肺的药材和食材。

养脾药膳 适用于脾失所养，出现食欲不振、腹胀便溏、水肿泄泻、脏器下垂、消瘦痿软，四肢痿废、口淡无味、舌淡苔厚腻，脉迟缓之人，可选用养脾补脾的药材和食材。同时，在养脾的同时也需照顾到胃，这样才能减少和预防胃肠等消化疾病的发生。

养肾药膳 适用于肾失所养，出现头晕耳鸣、失眠健忘、腰膝酸软、遗精盗汗、畏寒肢冷、小便清长、面色㿠白或黧黑、舌淡胖苔白或舌红少苔、脉沉细之人，可选用养肾补肾的药材和食材。

按性状分类

菜肴类 以蔬菜、水果、鱼、肉、蛋、海鲜等为原料，搭配一定比例的中药制成荤菜或素菜。菜肴种类很多，制作方法多以煎、炒、煮、炸、蒸、烤、焖、拌、炝为主，根据不同的制作方法可制成冷菜、蒸菜、炖菜、炒菜、炸菜、卤菜等。

汤汁类 汤类是将中药或食物经过一定的炮制加工，放入锅内，加清水用文火煎煮，取汁而成，这是药膳应用中最广泛的一种剂型。汁类则多由新鲜并含有丰富汁液的植物果实、茎、叶和块根，经捣烂、压榨后得到。

茶饮酒类 包括药茶、药饮和药酒。药茶是将花类或经粉碎加工制成粗末的中药根茎皮类，以沸水冲泡或温浸而成。药饮是把中药或食物经浸泡或压榨、煎煮、提取分离，而制成的有效成分含量较高的饮用液体。药饮也可以由新鲜药物或食品压榨取汁而成，也可以为煎煮浓缩而成。有的亦制成块状或颗粒状，可随饮随冲。药酒是将中药与酒"溶"于一体的饮品，乙醇可以溶解中药的多种有效成分，药借酒力、酒助药势可充分发挥更好的效力。

粥粉饭羹类 药粥是以各类谷物为基本原料，配以一定比例的中药，经熬煮而成的半液体食品。中医历来就有"糜粥自养"之说，故尤其适用于年老体弱、病后、产后等脾胃虚弱之人。粉饭类则是药膳的主食，多以面粉、稻米、糯米、小米、玉米面、黄豆面等为基本原料，加入一定比例的药物，经加工制成米饭、面食等。羹类是以肉、蛋、奶或海产品等为主要原料加入中药而制成的较为稠厚的汤液。

膏糖蜜糊类 将药材与食材一起放入容器中进行熬制，蜜膏一般要将水分基本蒸发，还需在此期间加入适量的蜜糖，以保证所制之品最后的形状和口感。糊则需将水分蒸发到成为黏稠状即可。

糕饼糖果点心类 这是将药物加入面点中制成的保健治疗食品，这类食品可作主食，也可作点心类零食，多是将药物制成粉末，或药物提取液与面点共同合揉，制作加工而成。

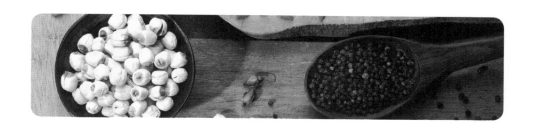

按照服用药膳人群的不同年龄段，可分为老年药膳、中年药膳、青少年药膳、小儿药膳。按照性别可分为男科药膳、女科药膳。不同人群生理病理各有差异，应配用不用性质的药材和食物。

按治疗疾病的系统分类

按照治疗疾病的系统可分为治疗呼吸系统疾病的药膳，如气管炎、肺炎；治疗循环系统疾病的药膳，如高血压、心脏病等；治疗消化系统疾病的药膳，如胃炎、肝硬化等；治疗泌尿系统疾病的药膳，如肾炎；治疗血液系统疾病的药膳，如贫血等；治疗内分泌和代谢系统的疾病，如甲状腺功能亢进、糖尿病、痛风等；治疗风湿性疾病，如类风湿性关节炎等；治疗神经系统的疾病，如头痛、神经衰弱等。

药膳的应用原则

药膳之所以具有保健养生、治病防病等多方面的作用，是因为药膳中含有传统中药，并在中医药理论的指导下制作，在应用时必须遵循一定的原则。药膳在保健、养生、康复中占有重要的地位，但药膳又不能完全替代药物疗法。药物见效快，重在治病，药膳见效慢，重在调养，各有所长，因此应视具体人与病情按照以下原则应用，不可滥用。

平衡阴阳

宇宙万物皆包含阴阳相互对立、相互联系的两个方面。阴阳是万物生长、存在、发展之纲。人体同样如此，掌握了人体的阴阳之道，方能均衡调和，保持健康。在正常状态下，阴阳是相互平衡的，也就是古人所云："阴平阳秘，精神乃治"。相反，"阴阳失调，百病皆生"。阴阳失去相对平衡就会出现偏盛偏衰，如阳盛则阴衰，阴盛则阳衰，阳虚则阴盛，阴虚则阳亢，这时机体就会表现出相应的症状，即阳气过盛或阴气不足则会出现热证，阴气过盛或阳气不足则会出现寒证。《素问·阴阳应象大论》中提到"善诊者，察色按脉，先别阴阳。"告诉人们要确定身体的变化首先应该从辨别阴阳开始。同理，在配备药膳时也应首先辨清用膳者的证，一旦寒热虚实都分清楚了，施膳就有了明确的方向。具体原则是："不足者补之""有余者损之""寒者热之""热者寒之"，简单地说就是把缺的东西补足，多的东西祛除，有寒证的用热品来纠正，有热证的用寒品来纠正。总而言之，辨别和协调阴阳是施膳的重要原则。

调理脏腑

在中医学中，人的各组织器官功能，表现为以五脏为中心的功能系统。每一脏都代表一个功能系统，如心管理人体的血脉，与神志密切相关，其状态能体现在人的舌体和面色之上，因此，心包、血脉、神志、舌、面都属于心系统。在临床上的多种病症，均以脏腑功能失调为其主要机理，表现为各脏的虚实变化。由于五脏之间存在着相生相克的生理关系，当机体某一脏腑发生变化，势必影响其他脏腑，产生相互的病理联系，因此在施膳的时候应当考虑到可能不仅要对某一脏进行调养，还需对其他相关脏腑进行调理。值得一提的是药膳中"以脏补脏"的方法为数不少，如食用猪肝、羊肝可治疗肝病夜盲等。

祛邪扶正

中医学认为，人之所以发生疾病主要有两个方面的原因，一是由于外邪的侵袭，制约或损伤了正气，扰乱了人体的阴阳脏腑气血平衡；另一个则是由于自身正气虚衰，不足以抵抗外邪干扰。正邪的强弱不同，在相争时便会表现出不同的病证。对此基本的观点是"正气存内，邪不可干""邪之所凑，其气必虚"。就是说人的自身身体强健，抵御外界环境变化的能力强，就不容易患病；相反，自身体质虚弱，难以抵抗外界的任何变化，就容易患病。因此，在调配药膳时就需要注意辨别是自身的抵抗能力差，还是外部的环境因素改变剧烈，基本原则是邪盛必先驱邪，正虚先要扶正。如果反其道而行之，都可能使病情进一步发展，甚至恶化。

三因制宜

三因制宜是指"因人、因时、因地"制宜。人有男女、老少、强弱的不同，因而对病邪的抵抗力、病后恢复的能力存在明显的差异；时序有四季变化寒暑变更，随着时序的变化，人的阴阳气血也随之发生改变，在不同时期所对抗的主要邪气便会不同；地理环境有南北东西，不同的地域有不同的气候条件，这些差异对人体的正气也会产生很多变数。因此，即使对同一病证施膳，也不能千篇一律，必须根据不同的条件制定相适宜的措施，才能收到良好的效果。

因人用膳

人的体质年龄不同，用药膳时也应有所差异。

小儿体质娇嫩，脏腑多发育尚不完善，易受损伤，选择原料不宜大寒大热，应多选用药性、食性平缓的材料来进行调理。施膳时就需要注意多补脾，多养阴，多清肝，以达到培补后天之本的效果。

青年时期是人脏腑器官发育最为完善的时期，由于此期脏腑功能旺盛，易使人肝木发生太过，表现出急躁易怒的特点。此外，青年人的学习、工作、生活压力都较大，更容易导致情志失调、气机不畅，出现易怒、不思饮食、面红目赤、大便干结等症状。因此，在对青年人施膳时要特别注意清肝除烦、疏肝解郁为主，避免食用过多的燥热、滋腻、补益之品作为药材和食材。

中年时期是一个由盛而衰的转折点，脏腑功能也逐渐由强而弱，加之事业家庭的双重压力，多出现少气力衰，记忆力减退，性功能下降，须发早白等症状，这一时期也是许多男科病和妇科病的高发时期。针对普通的中年人群，可以多选用补脾益肾的膳食配方，以达到益智活血，补肾强身的目的；针对患有男性疾病的中年人，可选用补肾益气的药膳；针对更年期妇女，选用舒肝理气、滋阴补肾的药膳，以减轻更年期气血虚衰的症状。

老人多肝肾不足，津液亏虚，开始显现出一些衰退的迹象，如气短乏力、头目眩晕、耳聋耳鸣、心悸心慌、失眠多梦、头脑健忘等。但老年人脾胃功能较差，即使大量施用补益药膳，也可能会出现"虚不受补"的情况。所以，老年人最适宜的药膳应当是以清淡、熟软，易于消化吸收的粥膳、汤膳为主，而在其中则可适当多施用开胃健脾、益肾添精、养血通脉、益气通便的药材食材。

孕妇恐动胎气，不宜用活血滑利之品。这是在药膳中应特别注意的。

因时用膳

中医认为，人与日月相应，脏腑气血的运行和自然界的气候变化密切相关。"用寒远寒，用热远热"，意思是说在采用性质寒凉的药物时，应避开寒冷的冬天，而采用性质温热的药物时，应避开炎热的夏天。这一观点同样适用于药膳。一年分为四季，根据不同季节气候特点，药膳施用也有所不同。

春季药膳要顺应春天阳气生发，万物始生的特点，注意保护阳气，着眼于一个"生"字。多食辛甘之品，少吃酸涩之味，如食用芹菜粥、玄参猪肝等。

夏季炎热，应少吃温热的食物，药膳搭配药材时也需注意减少温热药，如食用茯苓山药包子、百合粥等。

秋季的气候特点是阳气渐收、阴气渐长，药膳应以滋阴润燥为主，如食用栗子焖鸡、火锅菊花鱼片等。

冬令进补则应根据中医"虚则补之，寒则温之"的原则，注意养阳，以滋补为主，多吃温性、热性，特别是温补肾阳的食物进行调理。这样便可平衡阴阳，调和气血，如食用当归烧羊肉、双黄羊肉汤等。

因地用膳

不同的地区，其地理环境、气候条件、生活习惯都有一定差异，人体生理活动和病理变化亦有不同。有的地处潮湿，如四川、湖南，其人饮食多温燥辛辣；有的地处寒冷，如东北，其人饮食多热而滋腻；而地处南方的广东，气候炎热潮湿，其人饮食则多清凉甘淡。因此，在应用药膳选料时也是同样的道理。

药膳的制作

药膳，就是要做到"良药爽口"，如何制作一道既具备色香味，又能发挥保健养生功能的药膳，可是一门不小的学问。药膳的制作加工可以认为是中国特有的烹调技术与中药炮制技术的完美结合，既需要相应的加工技能，又具有药膳制作的特点。药膳种类繁多，品种复杂，应用不同的方法制作，可制备出适应大众不同嗜好及口味的美味佳肴。

药膳的选材

药膳的选料是相当讲究的，要突出药膳"色、香、味、形、养"的统一。药膳主要由药物、食物、汤、调料几部分精制而成，每一部分选料好坏都直接影响药膳的质量。药物和食物都具有寒、热、温、凉四气及酸、苦、甘、辛、咸五味的特点。"四气"是药物和食物辨证施膳的依据，"五味"是指导与对应脏腑相适应的向导。

首先，药膳所用药材可以是采自山野的鲜药材，也可以是药店里买来的饮片，但选购药材一定要新鲜优质，凡是变质、发霉的均不能食用。药膳所用的中药材和食物首先要净选，使之清洁干净，无杂质异物、无尘土、无霉变腐烂，还要注意其色、味纯正，外形美观，质量优良。为保证药膳疗效，还应对药材与食物进行必要的加工处理。有的需切片、切丝、切丁或切段，有的需粉碎为细末，有的则需按中药炮制的要求进行炮制加工，以减其毒性或副作用。

其次，对于药膳材料的特性，一般说来，温性、热性的食疗中药，如生姜、大葱、红枣、核桃、小茴香等可以配合具有相似性质的食物，如羊肉、鸡肉、狗肉、鲫鱼等，起到温里、散寒、助阳的作用，可以用来治疗寒证、阴证；凉性、寒性的食疗中药，如绿豆、藕、荸荠、马齿苋、菊花等可以配合具有相似性质的食物，如西瓜、梨、鸭肉、兔肉、马肉等，起到清热、泻火、凉血、解毒的作用，可以用来治疗热证、阳证。还有一类食疗中药，无明显的温凉之偏，比较平和，称为平性，如人参、莲子、茯苓等可以配合具有相似性质的食物，如猪肉、牛肉、驴肉等，按照需要和原则添加，增加药膳的口感。

再就五味而言，酸味食疗中药，如乌梅、石榴等，能收敛、固涩；苦味食疗中药能清热、降气、泻火、燥湿，如苦瓜清热解毒、杏仁降气等；甘味食疗中药，能补养、调和、缓急止痛，如大枣、蜂蜜、饴糖之补脾和胃、养肺补虚、缓急止痛等；辛味食疗中药有发散和行气等作用，如生姜、大葱发散风寒，橘皮、砂仁行气等；咸味食疗中药能软坚散结，如海藻、海带等；淡味食疗中药能渗利小便，如茯苓、薏苡仁等。应用药膳还应注意食疗中药的五味与五脏的关系。一般说来，辛入肺，甘入脾，苦入心，酸入肝，咸入肾。只有根据性味合理选用药膳，才能达到滋补身体、防治疾病的目的。

总而言之，在制作药膳时应该掌握一点中医理论的知识、烹调常识，要在了解药物的功效、主治、毒性等的基础上还要懂一点中药的配伍。因为几种中药混合在一起，可能会由于气味的升降浮沉，寒热温凉各不相同，彼此的功能相互抵消或加强，甚至产生毒副作用。所以，制作药膳也是需要科学指导的。

药膳所用器具和火候

首先，制作药膳时需要精选烹饪用具，因为注意不同材质餐具对人体健康有不同的影响。例如，竹木餐具本身没有毒性，但是容易被微生物污染，使用时应清洗干净；涂上油漆的竹木餐具对人体十分有害，不宜用来进餐；塑料餐具有美观耐用的功能，品种也很多，但是其中含有致癌物质，长期使用会诱发癌变；铁质餐具可用来烹饪，但不可以用来盛放食用油类；不锈钢餐具具有耐腐蚀性、耐高温的性能，对人体无害，但久用也可能生锈等。另外，像铝制、铜制餐具如操作不当均可能对人体造成伤害，这里就不再赘述。

一般家庭常用的药膳烹调方法有炖、蒸、煮、炒、焖、炸等，但以炖、蒸、煮、焖为主要方法和最佳方法。从烹调原料的质地和性味来看，轻清芳香者，如薄荷、紫苏叶、番茄、小茴香等多含挥发成分，烹调时间不宜过长，多采用爆炒、清炸、热焯等方法；味厚滋腻之品，如熟地、当归、鸡肉、牛肉等烹调时间宜长，多采用煨、炖、蒸的方法效果较好。

药膳的烹调方法是由其本身的特点以及个人的实用经验所确定的，与食疗食品的治疗需要、适应对象等均有密切的关系。当然，制作药膳时也要注意掌握好火候，这样才能烹制出功效显著、美味可口的药膳。通俗地讲需要根据不同材料的质地来适当改变火候。例如，原料质地老硬形体大，药性不容易溶出发挥的，要长时间用慢火烹制，使药性在较长时间的受热过程中，最大限度的溶解出有效成分以增加其功效；质地嫩而形体小者，可以用较短时间大火烹制。在烹制不同原料组成的药膳时，质地老硬难熟的原料要先投放，而质地嫩的要后投放。

药膳的制作方法

根据常用膳饮，可分为菜肴类、汤汁茶饮酒类、粥粉饭羹类、膏糖蜜糊类、糕饼糖果点心类。具体的制作方法在后面药膳方中将作详细介绍，这里概括介绍一些常用的烹调技术。

炖 将食物及其他原料同时下锅，注入清水，放入调味料，置于武火上烧开，撇去浮沫，再置文火上炖至熟烂的烹制方法。一般时间在2~3小时。

蒸 利用水蒸气加热的烹制方法。常用的蒸法有粉蒸、包蒸、封蒸、扣蒸、清蒸及汽锅蒸六种。将药物和食物经炮制加工后置于容器内，加好调味品，汤汁或清水，待水沸后上笼蒸熟，火候视原料的性质而定。其特点是温度高，可以超过100℃，可达120℃以上，加热及时，利于保持形状的完整。

焖 先将食物和药物用油炝加工后，改用文火添汁焖至酥烂的烹制方法。其法所制食品的特点是酥烂、汁浓、味厚。如砂仁焖猪肚、参芪鸭条等的制作方法。

煮 将食物及其他原料一起放在多量的汤汁或清水中，先用武火煮沸，再用文火煮熟。适用于体小、质软类的原料，所制食品口味清鲜、色泽美观，煮的时间一般比炖的时间短。

熬 将食物经初加工后，放入锅中，加入清水，用武火烧沸后改用文火熬至汁稠黏烂的烹制方法。熬的时间比炖的时间更长，一般在3小时以上。多适用烹制含胶质重的原料，所制食品汁稠味浓，如冰糖银耳汤、乌龟百合红枣汤等。

炒 将经加工后的食物，放入加热后的油锅内翻炒的烹制方法。炒的方法一般分为四种，即生炒、熟炒、滑炒、干炒。炒时先烧热锅，用油滑锅后，再注入适量的油，油烧热后下入原料用手勺或铲翻炒，动作要敏捷，断生即好，有些直接可以食用的味美色鲜的药物也可以同食物一起炒成。而芳香性的药物大多在临起锅时勾芡加入，以保持其气味芬芳。其特点是烹制时间短，汤汁少，成菜迅速，鲜香入味，或滑嫩或香脆。

拌 将药膳原料的生料或已凉后的熟料加工切制成一定形状，再加入调味品拌合制成。拌法简便灵活，用料广泛，易调口味。其特点是清凉爽口、理气开胃，有生拌、熟拌、温拌、凉拌几种不同方式。

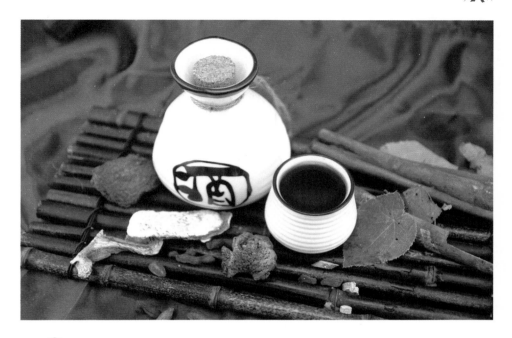

腌 将原料浸入调味卤汁中，或以调味品拌匀，腌制一定时间以排除原料内部的水分，使原料入味。其特点是清脆鲜嫩、浓郁不腻，有盐腌、酒腌、糟腌等几种不同的制法。

泡 将药物与茶叶相配，置于杯内，冲以沸水，盖焖15分钟左右即可饮用。也可根据习惯加白糖、蜂蜜等；或将药物加水煎煮后滤汁当茶饮；或将药物加工成细末或粗末，分袋包装，临饮时以开水冲泡。亦可以白酒、黄酒为基料，浸泡或煎煮相应的药物，制成药酒。

揉 拉 主要用于面食的制作，包括和面、揉面、下药、上馅等工艺流程。

其他还有很多烹调方法，如扒、烩、汆、爆、煎、熘、卤、烧等，在此就不一一赘述。

药膳的注意事项

药膳的配伍禁忌

药膳好吃，但食用时还需要注意一些问题，由于药膳属于中医用药范畴，因此食疗中药同常用中药一样，各有其不同的性味，如前所述选料时药物和食物四气五味的选择。另外，在组成药膳方时，还要特别注意配伍禁忌。只有这样，美味诱人又有安全保障的药膳才会发挥作用。

药膳的配伍禁忌，无论是在古代还是现代都是十分严格的，现根据历代医学家的用药经验，简要介绍如下。

◎ 药物与药物的配伍禁忌

药膳的药物配伍禁忌，遵循中药学理论，一般参考"十八反"和"十九畏"。

"十八反"的具体内容是：甘草反甘遂、大戟、海藻、芫花；乌头反贝母、瓜蒌、半夏、白蔹、白及；藜芦反人参、沙参、丹参、玄参、苦参、细辛、芍药。

"十九畏"的具体内容是：硫磺畏朴硝，水银畏砒霜，狼毒畏密陀僧，巴豆畏牵牛，丁香畏郁金，川乌、草乌畏犀角，牙硝畏三棱，官桂畏赤石脂，人参畏五灵脂。

虽然药膳中所使用的药物不像方剂那样全面，也不是纯药物之间的组合，但是清楚地了解和掌握药物之间的配伍禁忌还是非常必要的，它可以最大程度地避免因随意搭配药物而产生的毒副作用，保护我们的身体健康。

◎ 药物与食物配伍忌讳

选择药膳时除了要考虑到药物之间的关系，还需注意所搭配的药品和食品是否合理。下面列举的一些药食配伍忌讳来源于古人的经验，现代研究虽尚不明确，但也值得我们重视。例如，猪肉反乌梅、桔梗、黄连、胡荽黄、百合、苍术；猪血忌地黄、何首乌；猪心忌吴茱萸；羊肉反半夏、菖蒲，忌铜、丹砂等。

此外，食物与食物的配伍也有一些忌讳，其现代研究虽还不充分，但在民间百姓常将它们作为搭配膳食的参考。例如，猪肉忌荞麦、豆酱、鲤鱼、黄豆；羊肉忌醋；鲫鱼忌芥菜、猪肝；猪血忌黄豆等。

药膳的忌口

吃中药要忌口，这是我们都知道的，俗话说："吃药不忌口，坏了大夫手"。因此，在食用药膳时，也需要忌口，比如避免食用一些可诱发疾病发作

 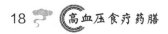

或加重延长病程的食物，有时还需配合药物治疗减少或禁食某些食物。简单而言药膳的忌口主要包括以下四类。

◎ 某种体质忌某类食物

对人的体质而言，体质虚弱者宜补充不足，忌用发散、泻下之品；体质壮实者不宜过用温补；而偏阳虚者宜服温补药膳，忌食咸寒食品；偏阴虚者宜服滋阴药膳，忌用辛热食物。

◎ 某种病忌某类食物

对五脏疾病而言，肝病忌辛味，肺病忌苦味，心、肾病忌咸味，脾、胃病忌甘酸；水肿忌盐、油煎、生冷等食物；骨病忌酸甘；胆病忌油腻；寒病忌瓜果；疮疖忌鱼虾；肝阳、肝风、癫痫、过敏、抽风病人忌食"发物"（即鱼、虾、蟹、猪头、酒、葱、韭等易动风、助火、生痰的食品）；头晕、失眠忌胡椒、辣椒、茶等。

◎ 某类病忌某种食物

热性病宜用寒凉性药膳，忌用辛热之品；寒性病宜用温热性药膳，忌用咸寒食物。凡症见阴虚内热、痰火内盛、津液耗伤的病人，忌食姜、椒、羊肉之温燥发热饮食；凡外感未除、喉疾、目疾、疮疡、痧痘之后，忌食芥、蒜、蟹、鸡蛋等风动气之品；凡属湿热内盛之人，忌食饴糖、猪肉、酪酥、米酒等助湿生热之饮食；凡中寒脾虚、大病、产后之人，西瓜、李子、田螺、蟹、蚌等积冷损之饮食当忌之；凡各种失血、痔疮、孕妇等人忌食慈茹、胡椒等动血之饮食，妊娠禁用破血通经、剧毒、催吐及辛热、滑利之品。

◎ 服药后应忌食某些食物

服发汗药忌食醋和生冷食物；服补药忌食用茶叶、萝卜。

药膳的服用剂量

药膳好吃又能治病，但需"饮食有节"，适量有恒，有的放矢，短期内不宜进食过多，不可操之过急，急于求成。应根据气候、时间、自身状况，按量服食，持之以恒，久之定能收效。

正确处理药疗与食疗的关系

无病者不必用药，但可适当食用某些保健养生药膳。尤其对禀赋不足、素体虚弱或年老者更为适宜。对患病者，特别是一些急重疑难病人，当用药治，并配合药膳治疗，可提高疗效。而在疾病康复期或对某些慢性病病人，用药膳调治则更为合适并常获良效；当然，这并不排除同时应用药物治疗。需要指出的是，药膳的治疗范围虽较药物治疗更为广泛，但其针对性和特效性远较药疗为差。若两者配合应用，相辅相成，有可能取得更好的效果。

总而言之，药膳并不能随便乱吃，食用时需要注意的问题很多，忽视药理，不根据实际的体质和状况乱吃就可能引起问题。

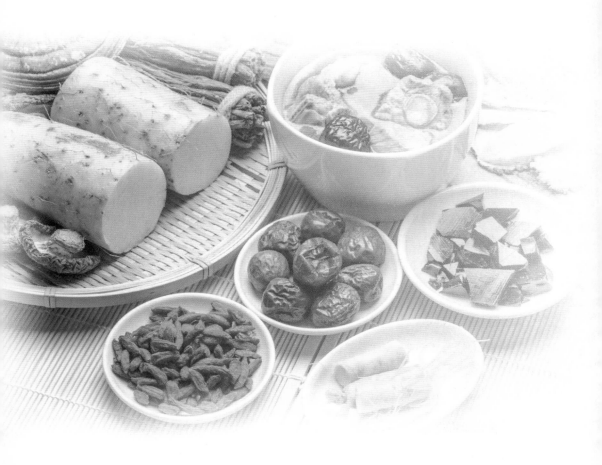

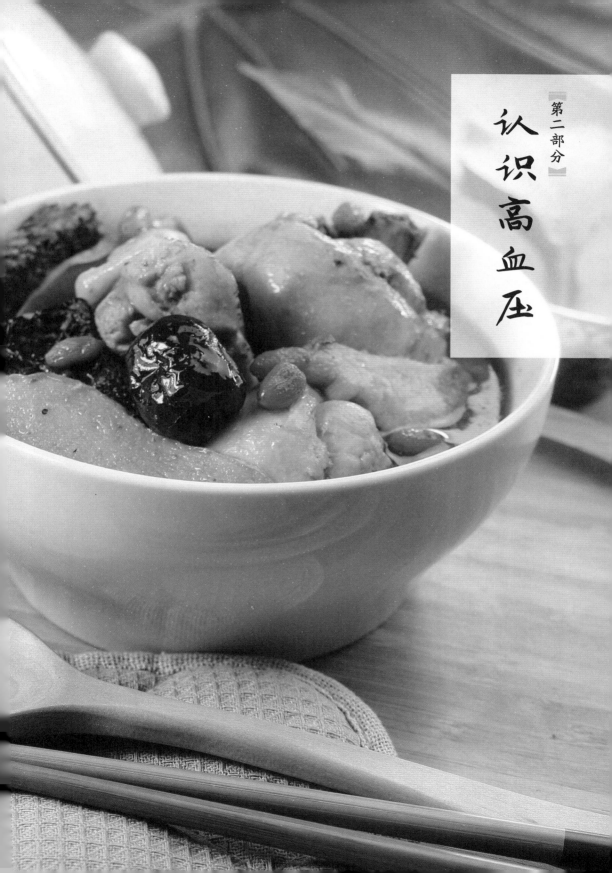

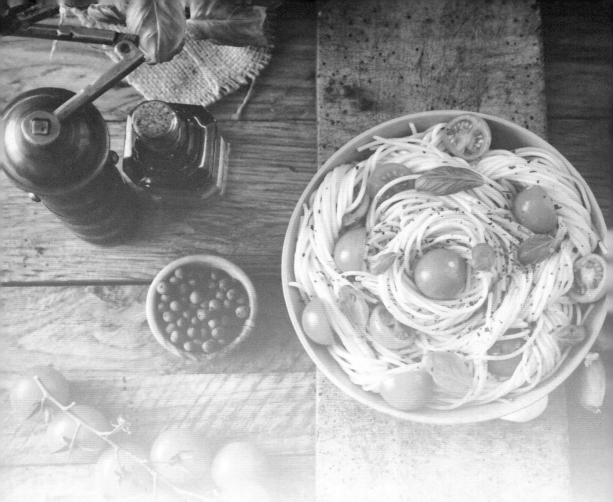

　　高血压病是一种临床常见的以体循环动脉血压升高为主的综合征，可引起血管、脑、心、肾等器官的病变。正常人的动脉血压在不同的生理情况下有一定的波动幅度，焦虑、紧张、应激、体力活动时都可升高；此外，收缩压又随年龄而增高，因此高血压与正常血压之间的界限不易划分。世界卫生组织（1978年）建议使用的高血压诊断标准如下。

　　正常成人血压　　收缩压≤18.6千帕（140毫米汞柱），舒张压≤12千帕（90毫米汞柱）。

　　成人高血压　　收缩压≥21.3千帕（160毫米汞柱），或舒张压≥12.6千帕（95毫米汞柱）。

　　临界高血压　　指血压值在上述两者之间。

　　在绝大多数病人中，高血压病因不明，称之为原发性高血压。在约5%病人中，血压升高是某些疾病的一种表现，称为继发性高血压，继发性高血压在原发病治愈后，血压即可恢复正常。

 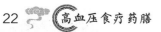

高血压病除动脉血压增高的体征外，常有头晕、头痛、眼花、耳鸣、心悸、胸闷、失眠、乏力等症状，据此中医学将其归属于"眩晕""头痛"诸病证中。常见的类型有：肝阳上亢型、风痰上逆型、气虚湿阻型、肾阴亏损型、肝肾阴虚型、肾阳虚损型、阴阳两虚型等。

病因病机

情志失调

中医学将情志归纳为七情，即喜、怒、忧、思、悲、恐、惊等七种情志变化。七情所感，脏气内伤，生涎结饮，随气上逆，可令人眩晕。长期而持久的情志刺激，可使人体代谢功能紊乱，脏腑阴阳平衡失调，从而导致高血压的发病。情志失调可直接伤及内脏，《内经》认为："怒伤肝""喜伤心""思伤脾""忧伤肺""恐伤肾"。情志刺激对脏腑功能的影响很大，从高血压的发病来说，以肝、心、脾功能失调最多见。如思虑劳神过度，导致心脾两虚，出现神志异常和脾失健运的症状；恼怒伤肝，肝失疏泄，血随气逆而引起头痛、眩晕，甚则中风；肝郁日久化火，肝火可挟痰挟风上扰清窍，这些均可导致高血压的发病。

现代医学研究表明，交感神经活性亢进在高血压发病过程中有着重要的作用，长期的精神紧张、焦虑、烦躁等可导致反复出现应激状态以及对应激状态反应增强，使大脑皮质下神经中枢功能紊乱，故使交感神经和副交感神经之间平衡失调，交感神经兴奋增加，其末梢释放儿茶酚胺增多，引起小动脉和静脉收缩，心输出量增多，引起血压升高。

饮食不节、劳逸过度

进食肥甘厚味，或过度饮酒，可损伤脾胃，引起脾胃气机升降失常，脾不运化，则聚湿生痰，蕴久化热，痰热上扰，痰浊犯于头则眩晕、昏冒；或嗜食咸味，过量食盐，可使血脉凝滞，耗伤肾阴，致肾阴亏虚，肝失所养，肝阳上亢，亦可导致眩晕；或饮食过饱，则食物摄入过量，超过脾胃消化、吸收和运化能力，久之则损伤脾胃，脾失健运，湿浊内蕴，导致血压升高，表现为头痛、眩晕等症。现代医学认为，高脂饮食导致血脂升高，临床检查血中可见甘油三脂、总胆固醇升高，高密度脂蛋白胆固醇降低，久之可导致血管硬化，形成高血压病。

过度安逸缺乏运动和锻炼可使人体气血运行不畅，脾胃功能减弱，痰瘀湿浊内生，郁久化火，痰火上扰，可导致血压升高；劳动过度伤脾气，而聚湿生痰，上扰清窍，导致血压升高；劳神过度则暗耗阴血，房劳过度则耗伤肾阴，均可导致肝肾阴虚，肝阳上亢，引起血压增高。另外缺乏运动和锻炼，或过食肥甘厚味使人体重超重，研究表明，基线 BMI 每增加1，高血压发生危险5年增加9%，肥胖已成为高血压重要的危险因素之一。临床实践发现，肥胖者嘱其注意生活调整方式，适当运动，减轻体重，可提高治疗效果。

禀赋不足与体质因素

人体禀赋来源于先天，"肾为先天之本"。"肾气"的强弱受之于父母，所以高血压病的发生与先天禀赋有关，这与现代医学高血压发病机制中的遗传因素相似。"肾气"又分肾阴、肾阳，它们的相互协同、促进、制约，是维持人体健康、阴阳协调、和谐与平衡的根基。如禀赋偏于肾阴不足，则阴阳失衡，易产生阴虚阳亢的病理变化，表现为心肾不交、肝阳上亢或肝风上扰等证；若禀赋偏于阳虚阴盛则脾肾无以温化，导致阴寒水湿停滞的病机变化，表现为痰湿中阻、阳气虚衰等证。

高血压的发病又与体质因素有关。中医学认为，人的体质有阴阳偏盛、偏衰的区别。阳虚体质的人，一般以脾肾阳虚为多见。这一类型体质的人，机体阳气亏虚，脏腑机能减退，脾胃运化功能降低或失调，容易导致痰饮湿浊内生，故有"肥人多阳虚痰湿"之说。痰湿蕴久不化，则易生热化火，阻于脉络，蒙蔽清窍而导致血压升高。因此，身体偏肥胖伴阳虚体质的人易患高血压病，这多与痰湿内热有关。阴虚体质的人，一般以肝肾阴虚为多见。这类型体质的人，体内阴液亏虚，精血津液等营养滋润物质不足，身体偏消瘦，易导致阴不制阳，阳热内生，故有"瘦人多阴虚火旺"之说。肝阳偏亢，日久则化热生火而上扰清窍，引起血压升高，故身体偏瘦的阴虚体质的人患高血压病，多与阴虚阳亢有关。

治法

肝肾阴虚型

此类高血压病病人临床表现主要是头晕目眩，耳鸣如蝉，久发不已，亦可见到健忘，两目干涩，视力减退，胁肋隐痛，腰膝酸软，咽干口燥，少寐多梦，舌质红，苔少或无苔。诸症皆是肝肾阴虚，脑髓失充，头目失养或阴虚生内热所致。治疗时，当滋补肝肾、养阴填精为主，方以左归丸加减。头晕目眩严重者，可加入天麻、钩藤加强平肝潜阳，熄风；耳鸣、耳聋者可配合磁石补肾、滋阴、潜阳；阴虚内热表现五心烦热、舌红、脉细数者，可配用知柏地黄丸；肾水不足，心火亢盛者，失眠、多梦、健忘，可加用夜交藤、阿胶、鸡子黄、酸枣仁、柏子仁、茯神、远志等交通心肾，养血安神。若肝肾阴虚，水不涵木，出现肝阳上亢肝火上炎者，又当伍用菊花、桑叶、夏枯草、龙胆草、草决明、石决明、代赭石等清肝、泻肝、平肝、镇肝之品。此型亦可以选用六味地黄丸、杞菊地黄丸等中成药补肝肾之阴以培本。

🌿风阳上扰型

此类高血压病人眩晕比较严重，往往是头晕欲仆，耳鸣，头痛且胀，面红目赤，甚则面红如醉，脾气急躁易怒或见腰膝酸软，后项及肩、背发强，四肢、面部麻木，筋跳肉眴，手足震颤，甚则口眼歪斜，或见心悸健忘，失眠多梦，遇劳、恼怒症状加重，舌质红，苔白或黄厚，脉弦数或弦劲而大，甚则有上入鱼际之脉。此证是水不涵木，肝阳偏亢，风阳升动，风火相煽，气阴亏虚所表现的本虚标实证候，阴虚为心、肝、肾三脏阴虚。治疗时，当滋养心肝肾之阴，平肝潜阳熄风为主，方用天麻钩藤饮加减。若阴虚较甚，舌质红，少苔，脉弦细数较明显者，可选加生地、麦冬、玄参、制首乌、生白芍等滋补肝肾之阴；大便干结者，加用决明子清肝明目，润肠通便或配合当归龙荟丸通腑泄热；心悸健忘、失眠多梦较甚者，可重用茯神、夜交藤，加用炙远志、琥珀交通心肾，清心安神，炒枣仁、柏子仁益肝血，养心安神；眩晕欲仆，呕恶，手足麻木或震颤者，是肝阳化风之势，加用珍珠母、生龙骨、生牡蛎、羚羊角等重镇潜阳，平肝熄风之品，可用镇肝熄风汤、建瓴汤加减。

🌿气血亏虚型

此类高血压病人常眩晕、头痛不甚，隐痛缠绵不休，时发时止，动则加剧，遇劳则发，兼见神疲懒言，乏力自汗，面色无华，唇甲淡白，心悸少寐，舌质淡嫩或淡黯，苔薄白，脉多细弱。此证为气虚清阳不展，清窍失养，血虚不能上荣头面，脑脉失濡而致。治疗时，以补养气血，健运脾胃为主，方以归脾汤加减。若气虚明显，症见中气不足，清阳不升者，即《内经》所言"上气不足，脑为之不满，头为之苦倾，目为之眩"，据益气聪明汤、顺气和中汤或补中益气汤加减，以补中升阳，定眩止痛；若气虚卫阳不固，自汗时出者，重用黄芪，加浮小麦、麻黄根、糯稻根须等益气养心，收敛止汗；若气虚便溏泻泄者，可以加用泽泻、车前子以"利小便实大便"，炒扁豆、炒薏苡仁健脾渗湿止泻；若气虚及阳，兼见畏寒肢冷，腹中冷痛者可加用桂枝、干姜等；血虚甚者，可加熟地、阿胶、楮实子等，加强益精养血之品。此型亦可以选用养血清脑颗粒、八珍颗粒、天王补心丹、降压养血冲剂等中成药益气养血，清脑安神。

痰浊中阻型

此类高血压病人眩晕较重，头重痛如裹，甚则如坐舟车，房塌墙倒，天旋地转，可兼见胸闷呕恶，呕吐痰涎，脘腹痞满，纳少神疲，舌体胖大，边有齿痕，苔白腻，脉弦或滑等。此证为脾失健运，聚湿为痰，痰浊中阻，清阳不升，浊阴不降，上蒙清窍所致。治疗时，以燥湿祛痰，健脾和胃为主，方以半夏白术天麻汤加减。正如前人所言"无风不作眩""无痰不作眩"，治疗此类高血压病人时，半夏、天麻二药必不可少。若素体阳虚，体型肥胖，痰湿较重者，可以仲景泽泻汤合苓桂术甘汤加味温化痰饮，重用泽泻，加用天麻、川牛膝、夏枯草之类；若呕吐频繁者，加用代赭石、竹茹清热止呕，降逆和胃；脘闷、纳呆、腹胀者加用白蔻仁、砂仁、陈皮、炒麦芽等；肢重头沉，舌苔腻，口中黏者，可加用藿香、佩兰、石菖蒲等醒脾芳香化湿；若痰阻气机，郁而化热，痰火上犯清窍，症见口苦口干、喜凉饮，舌苔黄，脉滑数者，选用黄连温胆汤加减。此型亦可以选用血脂康胶囊、香砂六君子颗粒等中成药健脾化痰辅助治疗。

瘀血阻窍型

此类高血压病人眩晕时作或头痛如刺，痛处固定，夜间尤甚，可兼见面色黧黑，口唇紫暗，肌肤甲错，心悸失眠，耳鸣耳聋，舌质紫暗，有瘀点或瘀斑，脉弦涩或细涩等。治疗时，以通窍活血，祛瘀通络为主，方以通窍活血汤加减。此类高血压病人多患病时间较长，久病入络，或兼有心脏疾患，且多夜寐不安。用药宜活血化瘀，舒肝通络，濡血润枯，常用桃仁、五灵脂、红花、丹参、郁金、当归、鸡血藤、柴胡、天花粉等。若瘀阻头痛者，可伍用炮穿山甲、白僵蚕、广地龙等虫类药通络止痛。但高血压病为本虚标实之病，其瘀血形成主要由于气虚、阴虚或阳虚所引起，故治瘀必须顾正，用药不能选用攻破之品耗伤正气，临床可选用诸如丹参、三七之类化瘀血而不伤新血，活血又扶正的理血佳品。此型亦可以选用愈风宁心片、松龄血脉康、心脑康胶囊、活血通脉胶囊等中成药活血祛瘀，通络止痛防治变证。

对于高血压病，除了用降压药物治疗外，饮食疗法也是重要的防治措施之一。食盐与血管病的关系人们早就有了认识，钠盐在内分泌素的作用下，能使血管对各种提升血压物质的敏感性加强，引起细小动脉痉挛，使血压升高，并且还可促使肾脏细小动脉硬化过程加快。此外钠盐还有吸附水分的作用，体内钠盐积聚过多，水分就会大大增加，血液容量也相应增多，加重了心脏的负担。因此，高血压病人必须在饮食中控制食盐的用量，一般认为每天食盐摄取量最好控制在6克以下。钾可以保护心肌细胞，又可缓和钠的不良作用，故高血压病人可选择含钾量高的食物，例如苋菜、油菜、菠菜、小白菜、西红柿、洋白菜、冬瓜、土豆、苦瓜、芋头、山药等。但高血压并发肾脏损害时，则不宜过食含钾多的食物，否则因小便不畅易使体内钾蓄积过多，造成危害。吸烟、过量饮酒和一些刺激性食物如辣椒、咖啡等能刺激血管收缩，促使血压上升，加重心脏负担，故应该注意避免。对于肥甘之物，如脂肪（猪油、肥肉、奶油等）、含胆固醇高的食物（蛋黄、动物内脏等）与糖类，要注意控制摄入量。因为摄入过量的高热量食物，不但使人发胖，而且使血中胆固醇含量增加，损害脑血管，加重心脏负担，从而导致血压升高。高血压病人的饮食首先应以食用植物油为主，如豆油、菜籽油、玉米油等，因为这些植物油可以促进胆固醇氧化生成胆酸，增强粪胆固醇排出量，从而降低血中胆固醇，并有抑制血栓形成，增加微血管的弹性，对预防高血压病及脑血管的硬化或破裂有一定好处。另外，高血压病人应有适量的蛋白质供给，如蛋清、鱼类、猪瘦肉、牛肉、豆腐、豆浆等，但摄取量不宜过高，以避免肥胖。还应多吃绿色蔬菜、山楂、柑橘、大枣、苹果等富含维生素C的食物及多食含有胡萝卜素较多的食物，如西红柿、油菜、胡萝卜、柿子、杏仁等。此外，还应吃粗粮、牛奶、芝麻酱等含烟酸较多的食物以及纤维素丰富的蔬菜，如芹菜、韭菜与坚果类，可以防止便秘，促使胆酸从粪便中排出。含碘较多的食物如海带、紫菜等，可使血脂及胆固醇降低，有利于防治高血压病。

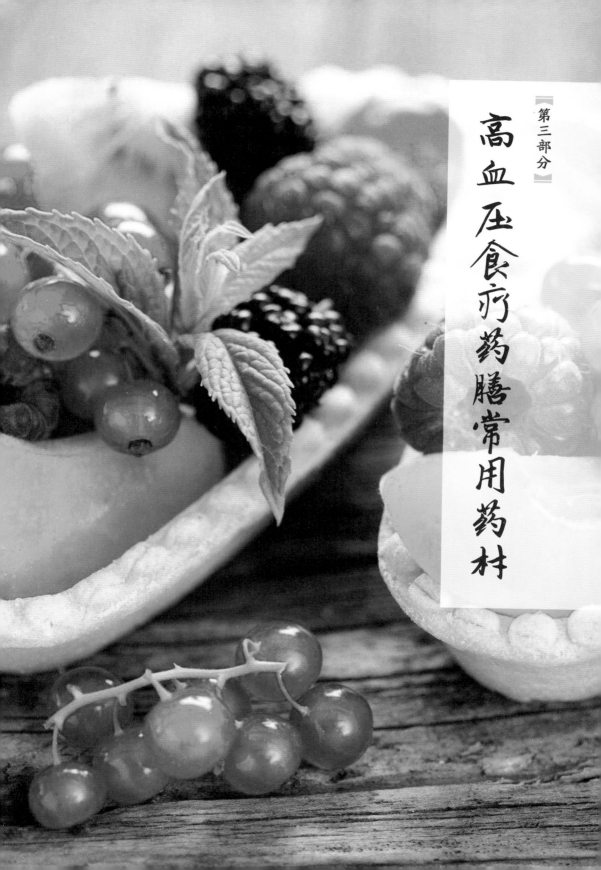

第三部分

高血压食疗药膳常用药材

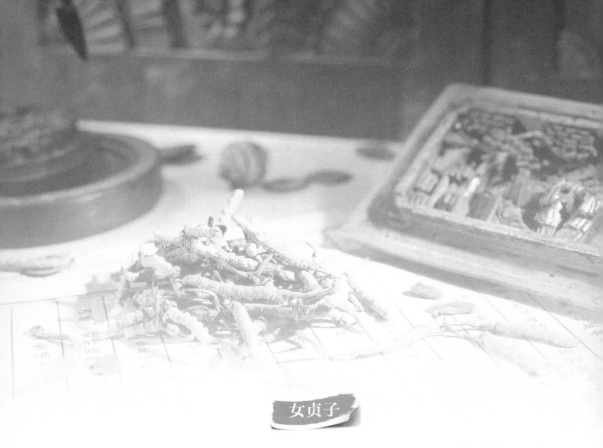

女贞子

『来　　源』本品为木犀科植物女贞的果实。

『性味归经』甘、苦，凉。归肝、肾经。

『功能主治』滋补肝肾，清热，明目，乌发。用于阴虚内热，眩晕耳鸣，腰膝酸软，须发早白，目暗不明等证。

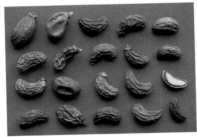
女贞子

选购提示

　　本品呈卵形、椭圆形或肾形，长6~8.5毫米，直径3.5~5.5毫米。表面黑紫色或灰黑色，皱缩不平，基部有果梗痕或具宿萼及短梗。体轻。外果皮薄，中果皮较松软，易剥离，内果皮木质，黄棕色，具纵棱，破开后种子通常为1粒，肾形，紫黑色，油性。无臭，味甘、微苦涩。

　　以粒大，饱满，篮黑色，质坚实，无杂质为佳。

⚠ **注意事项** 本品多用易致滑肠，如脾胃虚寒泄泻者，不宜应用。本品若和西药中的碳酸氢钠、氨茶碱同时服用，会降低疗效，也会加重尿结晶的形成，损害肾功能。

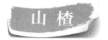

『来　源』本品为蔷薇科植物山里红或山楂的干燥成熟果实。

『性味归经』酸、甘，微温。归脾、胃、肝经。

『功能主治』消食健胃，行气散瘀。用于肉食积滞，胃脘胀满，泻痢腹痛，瘀血经闭，产后瘀阻，心腹刺痛，疝气疼痛，高脂血症。

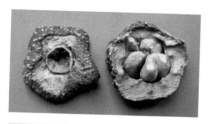

山楂

选购提示

　　本品为圆形片，皱缩不平，直径1~2.5厘米，厚0.2~0.4厘米。外皮红色，具皱纹，有灰白小斑点。果肉深黄至浅棕色，中部横切片具5粒淡黄色果核，果核常脱落而中空。有的片上可见短而细的果梗或花萼残迹。气微清香，味酸、味甜。

　　北山楂以个大，皮红，肉厚者佳。南山楂以个匀，色红，质坚者为佳。

⚠ **注意事项** 脾胃虚弱者慎服。《本草纲目》中指出，生食多令人嘈烦易饥，损齿，齿龋人不宜。其他古代医籍亦指出，脾虚兼有积滞者当与补药同服，亦不宜过用；气虚便溏、脾虚不食，二者禁用；多食耗气、损齿、易饥，空腹及羸弱人或虚病后忌之。

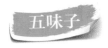

五味子

〔来　　源〕本品为木兰科植物五味或华中五味的干燥成熟果实。

〔性味归经〕酸、甘、温。归肺，心、肾经。

〔功能主治〕收敛固涩，益气生津，补肾宁心。用于久咳虚喘，梦遗滑精，遗尿尿频，久泻不止，自汗，盗汗，津伤口渴，短气脉虚，内热消渴，心悸失眠。

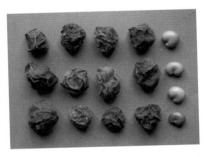

北五味子

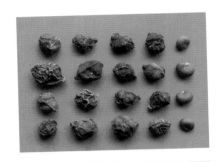

南五味子

选购提示

　　北五味子　呈不规则的球形或扁球形，直径5~8毫米。表面红色、紫红色或暗红色，皱缩，显油润，果肉柔软，有的表面呈黑红色或出现"白霜"。种子1~2，肾形，表面棕黄色，有光泽，种皮薄而脆。果肉气微，味酸；种子破碎后，有香气，味辛、微苦。

　　南五味子　粒较小，表面棕红色至暗棕色，干瘪，皱缩，果肉常紧贴种子上。

　　以粒大、果皮紫红、肉厚、柔润者为佳。北五味较南五味优良。

⚠ **注意事项**　高热哮喘者勿用，咳嗽初起、外有表邪内未解、内有实热及痧疹初发者忌用。

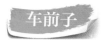

〖来　　源〗本品为车前科植物车前或平车前的干燥成熟种子。

〖性味归经〗性微寒，味甘，入肾、肝、膀胱三经。

〖功能主治〗清热利尿，渗湿通淋，明目，祛痰。用于水肿胀满，热淋涩痛，暑湿泄泻，目赤肿痛，痰热咳嗽。

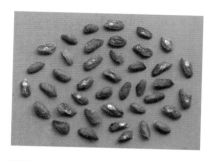

车前子

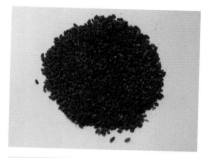

车前子

选购提示

　　药材根据形状和产地不同分为大粒车前子与小粒车前子。

　　大粒车前子　呈椭圆形或不规则长圆形，稍扁，长2毫米，宽1毫米。表面棕褐色或黑棕色，略有光泽。扩大镜下观察，可见细密网纹，背面微隆起，腹面略平坦，边缘较薄，中央有一椭圆形灰白色略凹陷的种脐。质坚硬，切面可见乳白色胚及胚乳，粉质。气无，味淡，嚼之有黏性。放入水中，外皮有黏液释出。以粒大饱满、干燥、色黑亮润、无杂质者为佳。

　　小粒车前子　平车前的种子，呈椭圆形或不规则长圆形，稍扁，长1~1.5毫米，宽不足1毫米，其余与上种相似。

　　以粒大饱满、干燥、色黑亮润、无杂质者为佳。

⚠ **注意事项**　凡内伤劳倦，阳气下陷，肾虚精滑及内无湿热者，慎服。

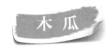
木 瓜

〖来　　源〗本品为蔷薇科植物贴梗海棠的干燥近成熟果实。

〖性味归经〗味酸，性温。归肝、脾、胃经。

〖功能主治〗舒筋活络，和胃化湿。主治风湿痹痛，肢体酸重，筋脉拘挛，吐泻转筋，脚气水肿。

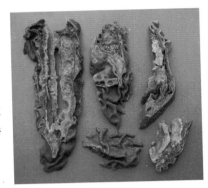

木瓜

选购提示

本品多呈纵剖对半的长圆形，长4~9厘米，宽2~5厘米，厚1~2.5厘米。外表面紫红色或红棕色，有不规则的深皱纹；剖面边缘向内卷曲，果肉红棕色，中心部分凹陷，棕黄色。种子扁长三角形，多脱落，质坚硬。气微清香，味酸。

以外皮抽皱、色紫红、质坚实、味酸香浓者为佳。

⚠ **注意事项**　胃酸过多者不宜用。

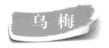
乌 梅

〖来　　源〗本品为蔷薇科植物梅的干燥近成熟果实。

〖性味归经〗酸、涩，平。归肝、脾、肺、大肠经。

〖功能主治〗敛肺，涩肠，生津，安蛔。用于肺虚久咳，久痢滑肠，虚热消渴，蛔厥呕吐腹痛，胆道蛔虫症。

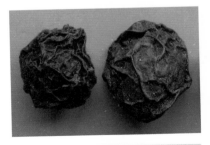

乌梅

 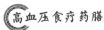

本品呈类球形或扁球形，直径1.5~3厘米。表面乌黑色或棕黑色，皱缩不平，基部有圆形果梗痕。果核坚硬，椭圆形，棕黄色，表面有凹点；种子扁卵形，淡黄色。气微，味极酸。

以个大、肉厚、核小、外皮乌黑色、不破裂露核、柔润、味极酸者为佳。

⚠ **注意事项**　外有表邪或内有实热积滞者均不宜服。

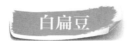

白扁豆

『来　　源』本品为豆科植物扁豆的干燥成熟种子。

『性味归经』味甘、淡，性平。归脾、胃经。

『功能主治』健脾，化湿，消暑。主治脾虚生湿，食少便溏，白带过多，暑湿吐泻，烦渴胸闷。

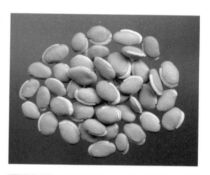

白扁豆

本品呈扁椭圆形或扁卵圆形，长8~13毫米，宽6~9毫米，厚约7毫米。表面淡黄白色或淡黄色，平滑，略有光泽，一侧边缘有隆起的白色眉状种阜。质坚硬。种皮薄而脆，子叶2，肥厚，黄白色。气微，味淡，嚼之有豆腥气。以粒大饱满、色白干燥、无杂质者为佳。

⚠ **注意事项**　扁豆内含毒性蛋白，生用有毒，加热后毒性大大减弱。故生用研末服宜慎。

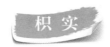
枳 实

〔来　　源〕本品为芸香科植物酸橙及其栽培变种或甜橙的干燥幼果。

〔性味归经〕苦、辛、酸，温。归脾、胃经。

〔功能主治〕破气消积，化痰散痞。用于积滞内停，痞满胀痛，泻痢后重，大便不通，痰滞气阻胸痹，结胸；胃下垂，脱肛，子宫脱垂。

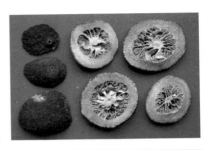
枳 实

选购提示

　　本品呈半球形，少数为球形，直径0.5~2.5厘米。外果皮黑绿色或暗棕绿色，具颗粒状突起和皱纹，有明显的花柱残迹或果梗痕。切面中果皮略隆起，黄白色或黄褐色，厚0.3~1.2厘米，边缘有1~2列油室，瓤囊棕褐色。质坚硬。气清香，味苦、微酸。

⚠ 注意事项　脾胃虚弱及孕妇慎用。另本品破气作用较强，能伤正气，一般用于实证。

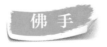
佛 手

〔来　　源〕本品为芸香科植物佛手的干燥果实。

〔性味归经〕味辛、苦，性温。归肝、脾、肺经。

〔功能主治〕疏肝理气，和胃化痰。主治肝气郁结之胁痛、胸闷，肝胃不和、脾胃积滞之脘腹胀满、嗳气、恶心，久咳痰多。

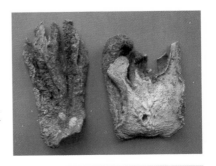
佛 手

　　本品为类椭圆形或卵圆形的薄片，常皱缩或卷曲。长6~10厘米，宽3~7厘米，厚0.2~0.4厘米。顶端稍宽，常有3~5个手指状的裂瓣，基部略窄，有的可见果梗痕。外皮黄绿色或橙黄色，有皱纹及油点。果肉浅黄白色，散有凹凸不平的线状或点状维管束。质硬而脆，受潮后柔韧。气香，味微甜后苦。以片大、黄皮白肉、质坚、香气浓者为佳。

⚠ **注意事项**　本品温散，凡阴虚火旺、肝阳上亢或肝火上炎、胃阴不足、无气滞者均不宜服用。

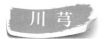

『来　　源』本品为伞形科植物川芎的干燥根茎。

『性味归经』辛，温。归肝、胆、心包经。

『功能主治』活血行气，祛风止痛。用于月经不调，经闭痛经，癥瘕腹痛，胸胁刺痛，跌扑肿痛，头痛，风湿痹痛。

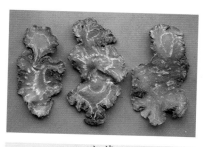

川芎

　　本品为不规则结节状拳形团块，直径2~7厘米。表面黄褐色，粗糙皱缩，有多数平等隆起的轮节，顶端有凹陷的类圆形茎痕，下侧及轮节上有多数小瘤状根痕。质坚实，不易折断，断面黄白色或灰黄色，散有黄棕色的油室，形成层呈波状环纹。气浓香，味苦、辛。稍有麻舌感，微回甜。以个大、质坚实、断面色黄白、油性大、香气浓者为佳。

⚠ **注意事项**　凡阴虚火旺、多汗以及月经过多者，慎用。

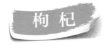

枸杞

『来　　源』本品为茄科植物宁夏枸杞的干燥成熟果实。

『性味归经』甘，平。归肝、肾经。

『功能主治』滋补肝肾，益精明目。用于虚劳精亏，腰膝酸痛，眩晕耳鸣，内热消渴，血虚萎黄，目昏不明。

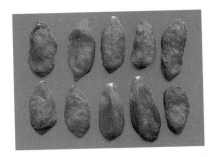

枸杞

选购提示

　　本品呈类纺锤形或椭圆形，长6~20毫米，直径3~10毫米。表面红色或暗红色，顶端有小凸起状的花柱痕，基部有白色的果梗痕。果皮柔韧，皱缩；果肉肉质，柔润。种子20~50粒，类肾形，扁而翘，长1.5~1.9毫米，宽1~1.7毫米，表面浅黄色或棕黄色。气微，味甜。

⚠ **注意事项**　外邪实热，脾虚有湿及泄泻者忌服。极个别人服后会出现皮疹、皮肤潮红等过敏反应。

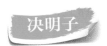

决明子

『来　　源』本品为豆科植物决明或小决明的干燥成熟种子。又名草决明、假绿豆、细叶猪屎豆。

『性味归经』甘、苦、咸，微寒。归肝、大肠经。

『功能主治』清热明目，润肠通便。用于目赤涩痛，畏光多泪，头痛眩晕，目暗不明，大便秘结。

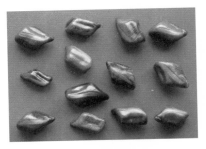

决明子

选购提示

决明　略呈菱方形或短圆柱形，两端平行倾斜，长3~7毫米，宽2~4毫米。表面绿棕色或暗棕色，平滑有光泽。一端较平坦，另端斜尖，背腹面各有1条突起的棱线，棱线两侧各有1条斜向对称而色较浅的线形凹纹。质坚硬，不易破碎。种皮薄，子叶2，黄色，呈"S"形折曲并重叠。气微，味微苦。

小决明　呈短圆柱形，较小，长3~5毫米，宽2~3毫米。表面棱线两侧各有1片宽广的浅黄棕色带。

以籽粒饱满、均匀、色棕绿、干燥无杂质者为佳。

⚠ **注意事项**　气虚便溏者不宜应用。泄泻和血压低者慎用。《本草经集注》"菁实为之使。恶大麻子。"脾虚便溏者慎用。

桑 椹

〖来　　源〗本品为桑科植物桑的干燥果穗。

〖性味归经〗甘、酸，寒。归心、肝、肾经。

〖功能主治〗补血滋阴，生津润燥。用于眩晕耳鸣，心悸失眠，须发早白，津伤口渴，内热消渴，血虚便秘。

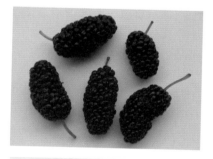

桑椹

选购提示

本品为聚花果，由多数小瘦果集合而成，呈长圆形，长1~2厘米，直径0.5~0.8厘米。黄棕色、棕红色至暗紫色，有短果序梗。小瘦果卵圆形，稍扁，长约2毫米，宽约1毫米，外具肉质花被片4枚。气微，味微酸而甜。均以果大、饱满、光亮、甜味浓、洁净者为佳。

⚠ **注意事项**　脾胃虚寒腹泻者不宜服。

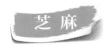

芝 麻

『来　源』本品为脂麻科植物脂麻的干燥成熟种子。

『性味归经』甘，平。归肝、肾、大肠经。

『功能主治』补肝肾，益精血，润肠燥。用于头晕眼花，耳鸣耳聋，须发早白，病后脱发，肠燥便秘。

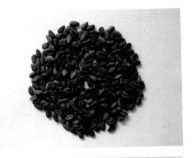

芝麻

选购提示

本品呈扁卵圆形，长约3毫米，宽约2毫米。表面黑色，平滑或有网状皱纹。尖端有棕色点状种脐。种皮薄，子叶2，白色，富油性。气微，味甘，有油香气。以个大、色黑、饱满、无杂质者为佳。

⚠ **注意事项**　大便溏泄者不宜服。

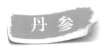

丹 参

『来　源』本品为唇形科植物丹参的干燥根及根茎。

『性味归经』苦，微寒。归心、肝经。

『功能主治』祛瘀止痛，活血通经，清心除烦。用于月经不调，经闭痛经，癥瘕积聚，胸腹刺痛，热痹疼痛，疮疡肿痛，心烦不眠；肝脾肿大，心绞痛。

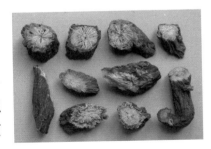

丹参

　　本品根茎短粗，顶端有时残留茎基。根数条，长圆柱形，略弯曲，有的分枝并具须状细根，长10~20厘米，直径0.3~1厘米。表面棕红色或暗棕红色，粗糙，具纵皱纹。老根外皮疏松，多显紫棕色，常呈鳞片状剥落。质硬而脆，断面疏松，有裂隙或略平整而致密，皮部棕红色，木部灰黄色或紫褐色，导管束黄白色，呈放射状排列。气微，味微苦涩。

　　栽培品较粗壮，直径0.5~1.5厘米。表面红棕色，具纵皱，外皮紧贴不易剥落。质坚实，断面较平整，略呈角质样。

⚠ **注意事项**　不宜与藜芦同用。

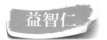

『来　　源』为姜科植物益智的干燥成熟果实。

『性味归经』辛，温。归脾、肾经。

『功能主治』温脾，补肾，摄唾，固精缩尿。用于脾虚腹痛，肾虚遗精，口涎过多，小便频数，尿有余沥。

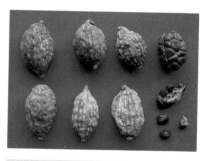

益智仁

　　呈纺锤形或椭圆形，两端略尖，长1.2~2厘米，直径1~1.3厘米。表面棕色或灰棕色，有13~20条断续的纵向突起棱线。顶端有花被残基，基部有常残存果柄。果皮薄而稍韧，与种子紧贴。种子团被隔膜分成3瓣，每瓣有种子6~11粒。种子呈不规则扁圆形，略有钝棱，直径约3毫米，灰棕色至灰褐色，外被淡棕色膜质的假种皮；质硬，胚乳白色。香气特异，味辛、微苦。以粒大、饱满、气味浓者为佳。

⚠ **注意事项**　阴虚火旺及因热而致遗精、遗尿、崩漏者忌服。

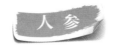
人参

〖来　　源〗本品为五加科植物人参的干燥根。

〖性味归经〗甘、微苦，平。归脾、肺、心经。

〖功能主治〗大补元气，复脉固脱，补脾益肺，生津，定神。用于体虚欲脱，肢冷脉微，脾虚食少，肺虚喘咳，津伤口渴，内热消渴，久病虚羸，惊悸失眠，阳痿宫冷；心力衰竭，心源性休克。

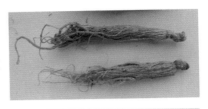

人参

选购提示

　　生晒参主根呈纺锤形或圆柱形，长3~15厘米，直径1~2厘米。表面灰黄色，上部或全体有疏浅断续的粗横纹及明显的纵皱纹，下部有支根2~3条，全须生晒参着生多数细长的须根，须根上常有不明显的细小疣状突起。根茎（芦头）长1~4厘米，具不定根（芋）和凹窝状茎痕（芦碗）。质较硬，断面淡黄白色，显粉性，形成层环纹棕黄色，皮部有黄棕色的点状树脂道及放射状裂隙。气微香而特异，味微苦、甘。主根多与根茎近等长或较短，呈圆柱形、菱角形或人字形，长1~6厘米。表面灰黄色，具纵皱纹，上部或中下部有环纹。支根多为2~3条，须根少而细长，清晰不乱，有较明显的疣状突起。根茎细长，少数粗短，中上部具稀疏或密集而深陷的茎痕。不定根较细，多下垂。

⚠ **注意事项**　不宜与藜芦同用。畏五灵脂，恶皂荚。服人参不宜喝茶，吃萝卜。实证、热证而正气不虚者忌服，用之不当亦可引起兴奋、烦躁、失眠等副作用。

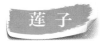

〖来 源〗本品为睡莲科植物莲的干燥成熟种子。

〖性味归经〗甘、涩，平。归脾、肾、心经。

〖功能主治〗补脾止泻，益肾涩精，养心安神。用于脾虚久泻，遗精带下，心悸失眠。

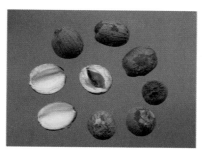

莲子

选购提示

　　本品略呈椭圆形或类球形，长1.2~1.8厘米，直径0.8~1.4厘米。表面浅黄棕色至红棕色，有细纵纹和较宽的脉纹。一端中心呈乳头状突起，深棕色，多有裂口，其周边略下陷。质硬，种皮薄，不易剥离。子叶2，黄白色，肥厚，中有空隙，具绿色莲子心。无臭，味甘、微涩；莲子心味苦。以饱满、质重坚硬者为佳。

⚠ **注意事项**　大便燥结者不宜服用。莲子有收涩作用，年老、体弱者津液不足，大便秘结，不宜用本品。

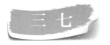

〖来 源〗本品为五加科植物三七的干燥根。

〖性味归经〗甘、微苦，温。归肝、胃经。

〖功能主治〗散瘀止血，消肿定痛。用于咯血，吐血，衄血，便血，崩漏，外伤出血，胸腹刺痛，跌扑肿痛。经油炸后可作补品，有"生打熟补"之说。

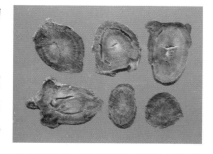

三七

主根　呈类圆锥形、纺锤形或不规则块状，长1~6厘米，直径1~4厘米。表面灰黄色或灰棕色，经打蜡抛光者则呈光亮的黑棕色，全体有断续的纵皱纹、支根痕及少数突起的横长皮孔，顶端有茎痕，周围有瘤状突起。质坚实而重，横切面灰绿色、黄绿色或灰白色，具蜡样光泽，皮部有细小棕色树脂道小点，木部略呈放射状纹理，皮部与木部易分离。气微，味苦而后微甜。

筋条　呈圆柱形，长2~6厘米，上端直径约0.8厘米，下端直径约0.3厘米。

剪口　呈不规则的皱缩块状及条状，表面有数个明显的茎痕及环纹，断面中心灰白色，边缘灰色。

三七以个大、体重、质坚、表面光滑、断面灰绿色或黄绿色者为佳。

商品分"春七"和"冬七"两类。"春七"是在秋季开花前采挖，体重色好，质优；"冬七"是在结籽后采起收，外皮多皱纹抽沟，体大轻泡，质次。

⚠ **注意事项**　孕妇慎用。

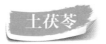

土茯苓

〖来　　源〗本品为百合科植物光叶菝葜的干燥根茎。

〖性味归经〗甘、淡，平。归肝、肾、脾、胃经。

〖功能主治〗清热除湿，解毒，通利关节。用于湿热淋浊、带下、泄泻、脚气、痈肿、瘰疬、疮疥癣，梅毒及汞中毒所致的肢体拘挛，筋骨疼痛。

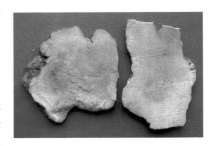

土茯苓

本品略呈圆柱形，稍扁或呈不规则条块，有结节伏隆起，具短分枝，长5~22厘米，直径2~5厘米。表面黄棕色或灰褐色，凹凸不平，有坚硬的须根残基，分枝顶端有圆形芽痕，有的外皮现不规则裂纹，并有残留的鳞叶；质坚硬。切片呈长圆形或不规则，厚1~5毫米，边缘不整齐；切面类白色至淡红棕色，粉性，可见点状维管束及多数小亮点；质略真心，折断时有粉尘飞扬，以水湿润后有黏滑感。无臭，味微甘、涩。

以个大、质重、黄棕色、无刺少须根者为佳。切片以质坚、片形整齐，淡黄棕色，略有粉性，见水有光滑感者为佳。

⚠ **注意事项** 服药时忌饮茶。

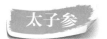

太子参

『来　源』本品为石竹科多年生草本植物异叶假繁缕（孩儿参）的块根。

『性味归经』甘，微苦，微温。入心、脾、肺三经。

『功能主治』补益脾肺，益气生津。治肺虚咳嗽，脾虚食少，心悸，怔忡，水肿，消渴，精神疲乏。

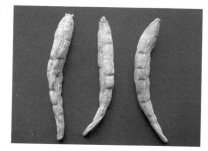

太子参

本品呈细长纺锤形或细长条形，稍弯曲，长3~10厘米，直径0.2~0.6厘米。表面黄白色，较光滑，微有纵皱纹，凹陷处有须根痕。顶端有茎痕。质硬而脆，断面平坦，淡黄白色，角质样；或类白色，有粉性。气微，味微甘。以肥润条匀、色黄白、无须根者为佳。

⚠ **注意事项** 表实邪盛者不宜用。

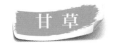

甘 草

〖来　　源〗本品为豆科植物甘草、胀果甘草或光果甘草的干燥根及根茎。

〖性味归经〗味甘，性平。归脾、胃、心、肺经。

〖功能主治〗益气补中，缓急止痛，润肺止咳，泻火解毒，调和诸药。主治倦怠食少，肌瘦面黄，心悸气短，腹痛便溏，四肢挛急疼痛，脏躁，咳嗽气喘，咽喉肿痛，痈疮肿毒，小儿胎毒及药物、食物中毒。

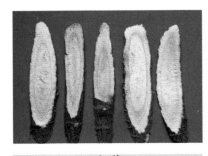

甘 草

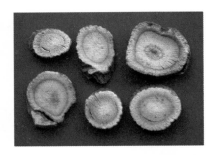

甘 草

选购提示

甘草　根呈圆柱形，长25~100厘米，直径0.6~3.5厘米。表面红棕或灰棕色，具显著的纵皱纹、沟纹、皮孔及稀疏的细根痕。质坚实，断面略显纤维性，黄白色，粉性，形成层环明显，射线放射状，有的有裂隙。根茎表面有芽痕，断面中部有髓。气微，具特异的甘草甜味。

胀果甘草　根及根茎木质粗壮，有的有分枝，外皮粗糙，多灰棕或灰褐色。质坚硬，木纤维多，粉性小。根茎不定芽多而粗大。

光果甘草　根及根茎质地较坚实，有的有分枝，外皮不粗糙，多灰棕色，皮孔细而不明显。

均以皮细而紧、质坚体重、红棕色、粉性大、甜味浓、干燥无杂质者为佳。

⚠ **注意事项**　湿盛胀满、浮肿者不宜用。反大戟、芫花、甘遂、海藻。

 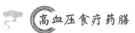

玉竹

〖来　　源〗本品为百合科植物玉竹的干燥根茎。

〖性味归经〗味甘，性平。归肺、胃经。

〖功能主治〗滋阴润肺，养胃生津。主治燥咳，劳嗽，热病阴液耗伤之咽干口渴，内热消渴，阴虚外感，头昏眩晕，筋脉挛痛。

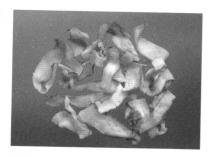

玉竹

选购提示

　　本品呈长圆柱形，略扁，少有分枝，长4~18厘米，直径0.3~1.6厘米。表面黄白色或淡黄棕色，半透明，具纵皱纹及微隆起的环节，有白色圆点状的须根痕和圆盘状茎痕。质硬而脆或稍软，易折断，断面角质样或显颗粒性。气微，味甘，嚼之发黏。以根茎粗长、肉厚光润、色黄白、无干姜皮、干燥、不泛油者为佳。

⚠ **注意事项**　胃有痰湿气滞者忌服。脾胃虚弱，痰多色白、便溏、胃口差、口淡不渴、脘腹痞闷、舌苔厚腻等痰湿者，服用玉竹会增湿生痰，对机体不利。

升麻

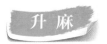

〖来　　源〗本品为毛茛科植物大三叶升麻、兴安升麻或升麻的干燥根茎。

〖性味归经〗辛、微甘，微寒。

〖功能主治〗发表透疹，清热解毒，升举阳气。用于风热头痛，齿痛，口疮，咽喉肿痛，麻疹不透，阳毒发斑；脱肛，子宫脱垂。

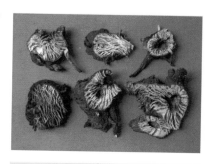

升麻

本品为不规则的长形块状，多分枝，呈结节状，长10~20厘米，直径2~4厘米。表面黑褐色或棕褐色，粗糙不平，有坚硬的细须根残留，上面有数个圆形空洞的茎基痕，洞内壁显网状沟纹；下面凹凸不平，具须根痕。体轻，质坚硬，不易折断，断面不平坦，有裂隙，纤维性，黄绿色或淡黄白色。气微，味微苦而涩。以根茎肥大、质坚、干燥、外皮黑褐色、断面黄绿色、无须根及泥土者为佳。

⚠ **注意事项** 本品升散力较大，使用不可过量。上盛下虚，阴虚火旺及麻疹已透者忌服。过量会引起乏力、眩晕、震颤、头痛、虚脱。中毒量可致呼吸麻痹而死亡。

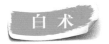

白 术

『来　　源』本品为菊科植物白术的干燥根茎。

『性味归经』苦、甘，温。归脾、胃经。

『功能主治』健脾益气，燥湿利水，止汗，安胎。用于脾虚食少，腹胀泄泻，痰饮眩悸，水肿，自汗，胎动不安。

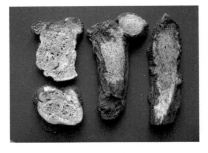

白术

本品为不规则的肥厚团块，长3~13厘米，直径1.5~7厘米。表面灰黄色或灰棕色，有瘤状突起及断续的纵皱和沟纹，并有须根痕，顶端有残留茎基和芽痕。质坚硬不易折断，断面不平坦，黄白色至淡棕色，有棕黄色的点状油室散在；烘干者断面角质样，色较深或有裂隙。气清香，味甘、微辛，嚼之略带黏性。以个大、表面灰黄色、断面黄白色、有云头、质坚实、无空心者为佳。

⚠ **注意事项** 胃胀腹胀，气滞饱闷之人忌食。阴虚内热及津液亏耗者忌用。

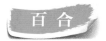

『来　源』本品为百合科植物卷丹、百合或细叶百合的干燥肉质鳞叶。

『性味归经』味甘、微苦，微寒。归心、肺经。

『功能主治』养阴润肺，清心安神。主治阴虚久咳，痰中带血，热病后期，余热未清，或情志不遂所致的虚烦惊悸、失眠多梦，精神恍惚，痈肿、湿疮。

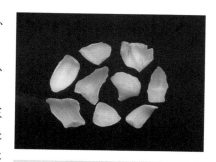

百合

选购提示

本品呈长椭圆形，长2~5厘米，宽1~2厘米，中部厚1.3~4毫米。表面类白色、淡棕黄色或微带紫色，有数条纵直平行的白色维管束。顶端稍尖，基部较宽，边缘薄，微波状，略向内弯曲。质硬而脆，断面较平坦，角质样。无臭，味微苦。以瓣匀肉厚、色黄白、质坚、筋少者为佳。

⚠ **注意事项**　风寒咳嗽，中寒便滑者忌服。

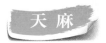

『来　源』本品为兰科多年生寄生草本植物天麻的块茎。

『性味归经』甘，平。入肝、膀胱、脾、肾、肝、胆、心经。

『功能主治』息风止痉，平抑肝阳，祛风通络。用于头痛眩晕、肢体麻木、小儿惊风、癫痫抽搐、破伤风等症。

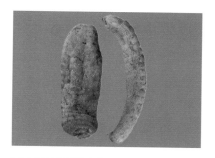

天麻

冬、春两季采挖，冬采者名"冬麻"，质量优良；春采者名"春麻"，质量不如冬麻好。干燥根茎为长椭圆形，略扁，皱缩而弯曲，一端有残留茎基，红色或棕红色，俗称"鹦哥嘴"，另一端有圆形的根痕，长6~10厘米，直径2~5厘米，厚0.9~2厘米。表面黄白色或淡黄棕色，半透明，常有浅色片状的外皮残留，多纵皱，并可见数行不甚明显的须根痕排列成环。冬麻皱纹细而少，春麻皱纹粗大。质坚硬，不易折断。断面略平坦，角质，黄白色或淡棕色，有光泽。嚼之发脆，有黏性。气特异，味甘。

以色黄白、半透明、肥大坚实者为佳。色灰褐、外皮未去净、体轻、断面中空者为次。

⚠️ **注意事项** 服用天麻引起过敏的报道较多，症状有过敏性皮疹、脱发、过敏性休克。大量服用天麻偶见有面红、灼热、乏力、头痛、头晕等症状。

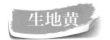
生地黄

『来　　源』本品为玄参科植物地黄的新鲜或干燥块根。

『性味归经』鲜地黄甘、苦，寒；归心、肝、肾经，清热生津，凉血，止血。

生地黄甘，寒；归心、肝、肾经，清热凉血，养阴，生津。

熟地黄甘，微温；归肝、肾经。滋阴补血，益精填髓。

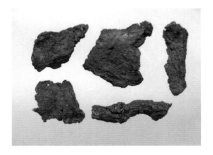
生地黄

『功能主治』鲜地黄用于热病伤阴，舌绛烦渴，发斑发疹，吐血，衄血，咽喉肿痛；生地黄用于热病舌绛烦渴，阴虚内热，骨蒸劳热，内热消渴，吐血，衄血，发斑发疹；熟地黄用于肝肾阴虚，腰膝酸软，骨蒸潮热，盗汗遗精，内热消渴，血虚萎黄，心悸怔忡，月经不调，崩漏下血，眩晕，耳鸣，须发早白。

选购提示

　　鲜地黄　呈纺锤形或条状，长8~24厘米，直径2~9厘米。外皮薄，表面浅红黄色，具弯曲的纵皱纹、芽痕、横长皮孔及不规则疤痕。肉质，易断，断面皮部淡黄白色，可见橘红色油点，木部黄白色，导管呈放射状排列。气微，味微甜、微苦。

　　生地黄　多呈不规则的团块状或长圆形，中间膨大，两端稍细，有的细小，长条状，稍扁而扭曲，长6~12厘米，直径3~6厘米。表面棕黑色或棕灰色，极皱缩，具不规则的横曲纹。体重，质较软而韧，不易折断，断面棕黑色或乌黑色，有光泽，具黏性。无臭，味微甜。

　　熟地黄　本品为不规则的块片、碎块，大小、厚薄不一。表面乌黑色，有光泽，黏性大。质柔软而带韧性，不易折断，断面乌黑色，有光泽。无臭，味甜。

⚠ **注意事项**　生地脾虚泄泻、胃虚食少、胸膈多痰者慎服。本品性寒而滞，脾虚湿滞者不宜使用。该药使用安全，极少数病人服用生地后出现腹痛、腹泻、疲乏、心悸等反应，数日后可自行消失。生地性寒多液而腻滞，易伤脾阳而困脾气，凡脾虚有湿、大便溏稀以及阳气虚弱者不宜服用。

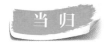

　　『来　　源』 本品为伞形科植物当归的干燥根。

　　『性味归经』 甘、辛，温。归肝、心、脾经。

　　『功能主治』 补血活血，调经止痛，润肠通便。用于血虚萎黄，眩晕心悸，月经不调，经闭痛经，虚寒腹痛，肠燥便秘，风湿痹痛，跌扑损伤，痈疽疮疡。酒当归活血通经，用于经闭痛经，风湿痹痛，跌打损伤。

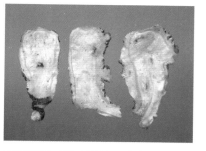

当归

根略呈圆柱形，根头称"归头"，主根称"归身"，支根称"归尾"，全体称"全归"。全长15~25厘米，表面黄棕色至深褐色，有纵皱纹及横长皮孔；根头膨大，具环纹，直径1.5~4厘米，上端钝圆，有残留的茎基及叶鞘痕；主根粗短，长1~3厘米，直径1.5~3厘米，表面凹凸不平；支根3~5条或更多，上粗下细，多扭曲，有少数须根痕。质柔韧，断面黄白色或淡黄棕色，皮部厚，有细小裂隙及棕色油点，形成层环浅黄棕色，木质部色较淡。有浓郁香气，味甘、辛、微苦。

以主根粗长、油润、外皮色黄棕、断面色黄白、气味浓郁者为佳。柴性大、干枯无油或断面呈绿褐色者不可供药用。

⚠ **注意事项** 湿阻中满及大便溏泄者忌服。

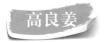

『来　　源』本品为姜科植物高良姜的干燥根茎。

『性味归经』辛，热。归脾、胃经。

『功能主治』温胃散寒，消食止痛。用于脘腹冷痛，胃寒呕吐，嗳气吞酸。

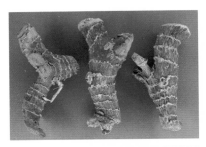

高良姜

选购提示

本品呈圆柱形，多弯曲，有分枝，长5~9厘米，直径1~1.5厘米。表面棕红色至暗褐色，有细密的纵皱纹及灰棕色的波状环节，节间长0.2~1厘米，一面有圆形的根痕。质坚韧，不易折断，断面灰棕色或红棕色，纤维性，中柱约占1/3。气香，味辛辣。以根茎粗壮坚实、色棕红、分枝少、香辣味浓者为佳。

⚠ **注意事项** 阴虚有热者忌服。

 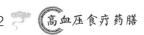

白 芍

『来　　源』本品为毛茛科芍药的干燥根。

『性味归经』苦、酸，微寒。归肝、脾经。

『功能主治』养血调经，平抑肝阳，缓急止痛，敛阴止汗。用于头痛眩晕，胁肋脘腹痛，四肢挛痛，血虚萎黄，月经不调，自汗，盗汗。

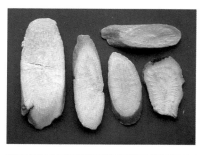

白芍

选购提示

呈圆柱形，粗细较均匀，两端平截。长5~18厘米，直径1~3厘米。表面类白色至浅红棕色，光滑，有细纵皱及细根痕，隐约可见横长皮孔，偶有未去干净的残存棕褐色外皮。质坚实，不易折断，断面类白色或微带棕红色，略角质样，木部可见放射纹理。气微香（微带酸），味微苦，微酸。以根粗、坚实、无白心或裂隙者为佳。

⚠ **注意事项**　阳衰虚寒之证不宜单独应用，不宜与藜芦同用。

黄 芪

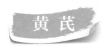

『来　　源』本品为豆科植物蒙古黄芪或膜荚黄芪的干燥根。

『性味归经』甘，温。归肺、脾经。

『功能主治』补气固表，利尿消肿，托疮生肌。用于气虚乏力，食少便溏，中气下陷，久泻脱肛，便血崩漏，表虚自汗，气虚水肿，痈疽难溃，久溃不敛，血虚萎黄，内热消渴；慢性肾炎蛋白尿，糖尿病。

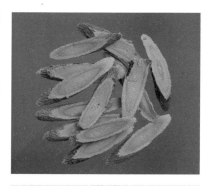

黄芪

本品呈圆柱形，有的有分枝，上端较粗，长30~90厘米，直径1~3.5厘米。表面淡棕黄色或淡棕褐色，有不整齐的纵皱纹或纵沟。质硬而韧，不易折断，断面纤维性强，并显粉性，皮部黄白色，木部淡黄色，有放射状纹理及裂隙，老根中心偶有枯朽状，黑褐色或呈空洞。气微，味微甜，嚼之微有豆腥味。均以根条粗长、皱纹少、粉性足、坚实绵韧、味甘、无空心及黑心者为佳。

⚠ **注意事项**　凡有感冒发热、胸腹满闷等症者，不宜服用黄芪；如患有肺结核病的人，有发热、口干唇燥、咯血等症状者，不宜单独服用黄芪；痈疽初起或溃后热毒尚盛等证，均不宜服用黄芪。黄芪可使染色体畸变率和细胞微核率明显增高，故孕妇不宜长期大量应用。表实邪盛，气滞湿阻，食积内停，阴虚阳亢，热毒疮肿等均不宜使用。

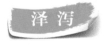

泽泻

『来　　源』本品为泽泻科植物泽泻的干燥块茎。

『性味归经』甘，寒。归肾、膀胱经。

『功能主治』利小便，清湿热。用于小便不利，水肿胀满，泄泻尿少，痰饮眩晕，热淋涩痛；高血脂。

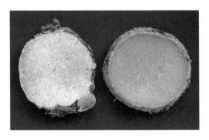

泽泻

本品呈类球形、椭圆形或卵圆形，长2~7厘米，直径2~6厘米。表面黄白色或淡黄棕色，有不规则的横向环状浅沟纹及多数细小突起的须根痕，底部有的有瘤状芽痕。质坚实，断面黄白色，粉性，有多数细孔。气微，味微苦。

以个大质坚、色黄白、粉性足者为佳。

⚠ **注意事项**　无湿热及肾虚精滑者忌服。

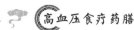

何首乌

『来　　源』本品为蓼科植物何首乌的干燥块根。

『性味归经』苦、甘、涩，温。归肝、心、肾经。

『功能主治』解毒，消痈，润肠通便。用于瘰疬疮痈，风疹瘙痒，肠燥便秘，高血脂。

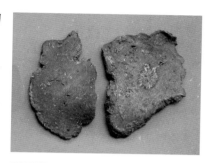

何首乌

选购提示

本品呈团块状或不规则纺锤形，长6~15厘米，直径4~12厘米。表面红棕色或红褐色，皱缩不平，有浅沟，并有横长皮孔及细根痕。体重，质坚实，不易折断，断面浅黄棕色或浅红棕色，显粉性，皮部有4~11个类圆形异型维管束环列，形成云锦状花纹，中央木部较大，有的呈木心。气微，味微苦而甘涩。以质坚体重、粉性足者为佳。

⚠️ **注意事项**　首乌忌铁器，煎汤煮粥时需用砂锅或搪瓷锅。大便溏泄及湿痰较重者不宜服用。

石　斛

『来　　源』本品为兰科植物金钗石斛、马鞭石斛、铁皮石斛、环草石斛、黄草石斛及其同属多种植物的茎。

『性味归经』甘，微寒。归胃，肾经。

『功能主治』益胃生津，滋阴除热。用于阴伤津亏。症见口干烦渴，食少干呕，病后虚热，目暗不明。

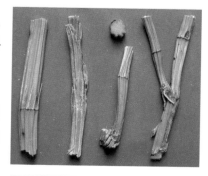

石斛

　　鲜金石斛　茎扁圆柱形，长约30厘米，直径0.4~1.3厘米。表面黄绿色，光滑或有纵棱，节明显，色较深，节上有膜质叶鞘。肉质，多汁，易折断。气微，味微苦而回甜，嚼之带黏性。

　　金钗石斛　呈扁圆柱形，长20~40厘米，直径4~6毫米，节间长2.5~3厘米。表面金黄或黄中带绿色，有深纵沟。节膨大，棕色，节上有互生花序柄及残存的膜质叶鞘。质硬而脆，断面较平坦，灰白色，有短纤维外露。气微，味苦。

　　马鞭石斛（大石斛）　呈长圆柱形，较直，长40~120厘米，直径5~8毫米，节间长3~4.5厘米。表面黄色至暗黄色，有深纵槽，节上有灰黄色叶鞘残留。质疏松，断面呈纤维性，灰白色或灰褐色。味微苦。

　　环草石斛（小石斛）　呈细长圆柱形，常弯曲或盘绕成团，长15~35厘米，直径1~3毫米，节间长1~2厘米。表面金黄色，有光泽，具细纵纹。常残留棕色叶鞘，松抱于茎，易脱落。质柔韧而实，断面较平坦，灰白色。无臭，味淡。

　　黄草石斛（小石斛）　长30~80厘米，直径3~5毫米，节间长2~3.5厘米。表面金黄色至淡黄褐色，具纵沟，节上有椭圆形花序柄痕及残存叶鞘。体轻，质实，易折断，断面略呈纤维性，灰绿色。嚼之有黏性。

　　铁皮石斛（耳环石斛）　呈螺旋形或弹簧状，一般为2~4个旋纹，一端可见茎基部留下的短须根，茎拉直后长3.5~8厘米，直径2~3毫米。表面黄绿色，有细纵皱纹，节上有花序柄痕及残存的叶鞘。质坚实，易折断，断面平坦，嚼之有黏性。

　⚠ **注意事项**　温热病初起及大便溏泄者不宜；湿热尚未化燥者忌服。

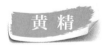

黄　精

　　『来　　源』本品为百合科植物滇黄精、黄精或多花黄精的干燥根茎。

　　『性味归经』甘，平。归脾、肺、肾经。

　　『功能主治』补气养阴，健脾，润肺，益肾。用于脾胃虚弱，体倦乏力，口干食少，肺虚燥咳，精血不足，内热消渴。

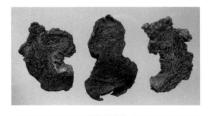

黄精

　　大黄精　呈肥厚肉质的结节块状，结节长可达10厘米以上，宽3~6厘米，厚2~3厘米。表面淡黄色至黄棕色，具环节，有皱纹及须根痕，结节上侧茎痕呈圆盘状，圆周凹入，中部突出。质硬而韧，不易折断，断面角质，淡黄色至黄棕色。气微，味甜，嚼之有黏性。

　　鸡头黄精　呈结节状弯柱形，长3~10厘米，直径0.5~1.5厘米。结节长2~4厘米，略呈圆锥形，常有分枝；表面黄白色或灰黄色，半透明，有纵皱纹，茎痕圆形，直径5~8毫米。

　　姜形黄精　呈长条结节块状，长短不等，常数个块状结节相连。表面灰黄色或黄褐色，粗糙，结节上侧有突出的圆盘状茎痕，直径0.8~1.5厘米。

　　均以块大肥润、色黄、断面呈角质透明者为佳。味苦者不可药用。

⚠ **注意事项**　中寒泄泻，痰湿痞满气滞者忌服。

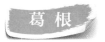

葛　根

　　『来　　源』本品为豆科植物野葛的干燥根。

　　『性味归经』甘、辛，凉。归脾、胃经。

　　『功能主治』解肌退热，生津，透疹，升阳止泻。用于外感发热头痛、项背强痛，口渴，消渴，麻疹不透，热痢，泄泻；高血压颈项强痛。

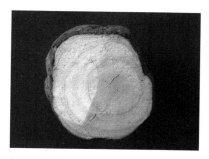

葛根

　　呈纵切的长方形厚片或小方块，长5~35厘米，厚0.5~1厘米。外皮淡棕色，有纵皱纹，粗糙。切面黄白色，纹理不明显。质韧，纤维性强。无臭，味微甜。以块大、色白、质坚、粉性足、纤维少者为佳。

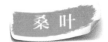
桑叶

〖来　　源〗本品为桑科植物桑的干燥叶。

〖性味归经〗甘、苦，寒。归肺、肝经。

〖功能主治〗疏散风热，清肺润燥，清肝明目。用于风热感冒，肺热燥咳，头晕头痛，目赤昏花。

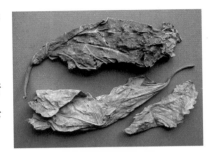
桑叶

选购提示

本品多皱缩、破碎。完整者有柄，叶片展平后呈卵形或宽卵形，长8~15厘米，宽7~13厘米；先端渐尖，基部对形、圆形或心形，边缘有锯齿或钝锯齿，有的不规则分裂。上表面黄绿色或浅黄棕色，有的有小疣状突起；下表面颜色稍浅，叶脉突出，小脉网状，脉上被疏毛，脉基具簇毛。质脆。气微，味淡、微苦涩。以叶大而肥、色黄橙者为佳。

⚠ **注意事项**　叶性寒，不宜用于寒证。

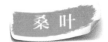
金银花

〖来　　源〗本品为忍冬科植物忍冬、红腺忍冬、山银花或毛花柱忍冬的干燥花蕾或带初开的花。

〖性味归经〗甘，寒。归肺、心、胃经。

〖功能主治〗清热解毒，凉散风热。用于痈肿疔疮，喉痹，丹毒，热毒血痢，风热感冒，温病发热。

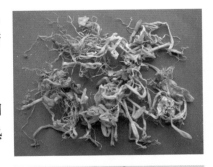
金银花

选购提示

忍冬 呈棒状，上粗下细，略弯曲，长2~3厘米，上部直径约3毫米，下部直径约1.5毫米。表面黄白色或绿白色（贮久色渐深），密被短柔毛。偶见叶状苞片。花萼绿色，先端5裂，裂片有毛，长约2毫米。开放者花冠筒状，先端二唇形；雄蕊5个，附于筒壁，黄色；雌蕊1个，子房无毛。气清香，味淡、微苦。

红腺忍冬 长2.5~4.5厘米，直径0.8~2毫米。表面黄白至黄棕色，无毛或疏被毛。萼筒无毛，先端5裂，裂片长三角形，被毛。开放者花冠下唇反转。花柱无毛。

山银花 长1.6~3.5厘米，直径0.5~2毫米。萼筒和花冠密被灰白色毛，子房有毛。

毛花柱忍冬 长2.5~4厘米，直径1~2.5毫米。表面淡黄色微带紫色，无毛。花萼裂片短三角形。开放者花冠上唇常不整齐，花柱下部多密被长柔毛。

均以花蕾初开、完整、色黄白、气香浓、无杂质者为佳。

⚠ **注意事项** 脾胃虚寒及气虚疮疡脓清者忌服。

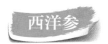

西洋参

『来　源』本品为五加科植物西洋参的干燥根。均系栽培品，秋季采挖，洗净，晒干或低温干燥。

『性味归经』苦、微甘，凉。归心、肺、胃经。

『功能主治』补气益阴，清热生津。用于气虚阴亏，内热，嗽喘痰血，消渴，咽干口燥，虚热烦倦。

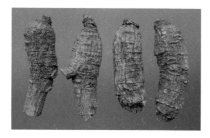

西洋参

呈圆柱形或纺锤形，根茎（芦头）及支根均已除去，表面黄白色或黄褐色，上部有环纹，全体有细皱纹及横向皮孔。体重，质坚而结实，不易折断与弯曲。断面淡黄白色略呈角质状，形成层环淡棕色（旧货色深且扩散），皮部散有黄棕色点状树脂道，无裂隙或放大镜下有时可见细微裂隙，木质部略具放射纹，中央偶见一短线状裂缝。气微而特异，味微苦，回甜。

以条匀、质硬、体轻、表面横纹紧密、气清香、味浓者为佳。仿野生山林环境种植品，形体粗短，称"泡粒"，质较优。园田种植品，形体长而细，称"长枝"，质较差。

⚠️ **注意事项** 中阳衰微，胃有寒湿者忌服，反藜芦。忌用铁器火炒。

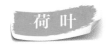

荷 叶

〖来　　源〗本品为睡莲科植物莲的干燥叶。

〖性味归经〗苦，平。归肝、脾、胃经。

〖功能主治〗清热解暑，升发清阳，凉血止血。用于暑热烦渴，暑湿泄泻，脾虚泄泻，血热吐衄，便血崩漏。

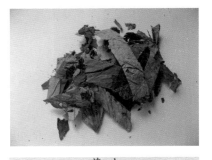

荷叶

本品呈半圆形式或折扇形，展开后呈类圆形，直径20~50厘米，全缘或稍呈波状。上表面深绿色或黄绿色，较粗糙，下表面淡灰棕色，较光滑，有粗脉21~22条，自中心向四周射出；中心有突起的叶柄残基。质脆，易破碎。稍有清香气，味微苦。

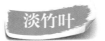

〖来　　源〗本品为禾本科植物淡竹叶的干燥茎叶。

〖性味归经〗甘、淡，寒。归心、胃、小肠经。

〖功能主治〗清热除烦，利尿。用于热病烦渴，小便赤涩淋痛，口舌生疮。

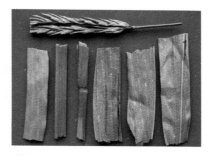

淡竹叶

选购提示

　　本品长25~75厘米。茎呈圆柱形，有节，表面淡黄绿色，断面中空。叶鞘开裂。叶片披针形，有的皱缩卷曲，长5~20厘米，宽1~3.5厘米；表面浅绿色或黄绿色。叶脉平行，具横行小脉，形成长方形的网格状，下表面尤为明显。体轻，质柔韧。气微，味淡。以叶片大、质柔软、色青绿、不带根和花穗者为佳。

⚠ **注意事项**　孕妇勿服。

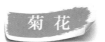

〖来　　源〗本品为菊科植物菊的干燥头状花序。

〖性味归经〗甘、苦，微寒。归肺、肝经。

〖功能主治〗散风清热，平肝明目。用于风热感冒，头痛眩晕，目赤肿痛，眼目昏花。

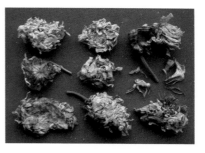

菊花

亳菊　呈倒圆锥形或圆筒形，有时稍压扁呈扇形，直径1.5~3厘米，离散。总苞碟状；总苞片3~4层，卵形或椭圆形，草质，黄绿色或褐绿色，外面被柔毛，边缘膜质。花托半球形，无托片或托毛。舌状花数层，雌性，位于外围，类白色，劲直，上举，纵向折缩，散生金黄色腺点；管状花多数，两性，位于中央，为舌状花所隐藏，黄色，顶端5齿裂。瘦果不发育，无冠毛。体轻，质柔润，干时松脆。气清香，味甘、微苦。

滁菊　呈不规则球形或扁球形，直径1.5~2.5厘米。舌状花尖白色，不规则扭曲，内卷，边缘皱缩，有时可见淡褐色腺点；管状花大多隐藏。

贡菊　呈扁球形或不规则球形，直径1.5~2.5厘米。舌状花白色或类白色，斜升，上部反折，边缘稍内卷而皱缩，通常无腺点；管状花少，外露。

杭菊　呈碟形或扁球形，直径2.5~4厘米，常数个相连成片。舌状花类白色或黄色，平展或微折叠，彼此黏连，通常无腺点；管状花多数，外露。

均以花序完整、干燥、不散瓣、无梗叶、香气浓郁者为佳。

⚠ **注意事项**　凡阳虚或头痛而恶寒者均忌用。痰湿型、血瘀型高血压病病人不宜用菊花。

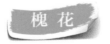

槐花

〖来　　源〗本品为豆科植物槐的干燥花及花蕾。

〖性味归经〗苦，微寒。归肝、大肠经。

〖功能主治〗凉血止血，清肝泻火。用于便血，痔血，血痢，崩漏，吐血，衄血，肝热目赤，头痛眩晕。

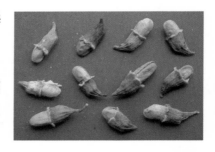

槐花

选购提示

槐花　本品皱缩而卷曲，花瓣多散落。完整者花萼钟状，黄绿色，先端5浅裂；花瓣5，黄色或黄白色，1片较大，近圆形，先端微凹，其余4片长圆形。雄蕊10，其中9个基部连合，花丝细长。雌蕊圆柱形，弯曲。体轻。无臭，味微苦。以花初开、干燥、色浅黄、无破碎、无梗叶杂质者为佳。

槐米　呈卵形或椭圆形，长2~6毫米，直径约2毫米。花萼下部有数条纵纹。萼的上方为黄白色未开放的花瓣。花梗细小。体轻，手捻即碎。无臭，味微苦涩。以花蕾幼小如米、色黄绿、干燥、无杂质者为佳。

⚠ **注意事项**　脾胃虚寒者慎服。

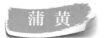

『来　　源』本品为香蒲科植物水烛香蒲、东方香蒲或同属植物的干燥花粉。

『性味归经』甘，平。归肝、心包经。

『功能主治』止血，化瘀，通淋。用于吐血，衄血，咯血，崩漏，外伤出血，经闭痛经，脘腹刺痛，跌扑肿痛，血淋涩痛。

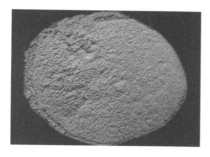

蒲黄

选购提示

本品为黄色粉末。体轻，放水中则飘浮水面。手捻有滑腻感，易附着手指上。气微，味淡。均以粉细、体轻、纯净、色鲜黄、滑腻感强者为佳。

⚠ **注意事项**　孕妇慎用。凡劳伤发热，阴虚内热、无血瘀者不宜使用。

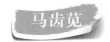
马齿苋

『来　源』本品为马齿苋科植物马齿苋的干燥地上部分。

『性味归经』酸，寒。归肝、大肠经。

『功能主治』清热解毒，凉血止血。用于热毒血痢，痈肿疔疮，湿疹，丹毒，蛇虫咬伤，便血，痔血，崩漏下血。

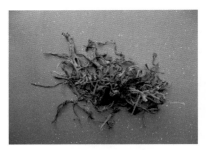
马齿苋

选购提示

　　本品多皱缩卷曲，常结成团。茎圆柱形，长可达30厘米，直径0.1~0.2厘米，表面黄褐色，有明显纵沟纹。叶对生或互生，易破碎，完整叶片倒卵形，长1~2.5厘米，宽0.5~1.5厘米；绿褐色，先端钝平或微缺，全缘。花小，3~5朵生于枝端，花瓣5，黄色。蒴果圆锥形，长约5毫米，内含多数细小种子。气微，味微酸。以肥壮、酸味浓、无杂质者为佳。

⚠ **注意事项**　脾胃虚寒，肠滑作泄者忌用。马齿苋味酸不宜久煮。

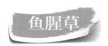
鱼腥草

『来　源』本品为三白草科植物蕺菜的干燥地上部分。

『性味归经』辛，微寒。归肺经。

『功能主治』清热解毒，消痈排脓，利尿通淋。用于肺痈吐脓，痰热喘咳，热痢，热淋，痈肿疮毒。

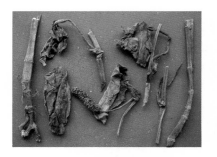
鱼腥草

选购提示

　　本品茎呈扁圆柱形，扭曲，长20~35厘米，直径0.2~0.3厘米；表面棕黄色，具纵棱数条，节明显，下部节上有残存须根；质脆，易折断。叶互生，叶片卷折皱缩，展平后呈心形，长3~5厘米，宽3~4.5厘米；先端渐尖，全缘；上表面暗黄绿色至暗棕色，下表面灰绿色或灰棕色；叶柄细长，基部与托叶合生成鞘状。穗状花序顶生，黄棕色。搓碎有鱼腥气，味微涩。以叶多、色红、有花穗、鱼腥气浓者为佳。

⚠ **注意事项**　虚寒症忌服。

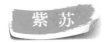

『来　　源』本品为唇形科植物紫苏的干燥叶（或带嫩枝）。

『性味归经』辛，温。归肺、脾经。

『功能主治』解表散寒，行气和胃。发表散寒，行气宽中，解鱼蟹毒。用于风寒感冒，咳嗽呕恶，妊娠呕吐，鱼蟹中毒。

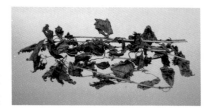

紫苏

选购提示

　　本品叶片多皱缩卷曲、碎破，完整者展平后呈卵圆形，长4~11厘米，宽2.5~9厘米。先端长尖或急尖，基部圆形或宽楔形，边缘具圆锯齿。两面紫色或上表面绿色，下表面紫色，疏生灰白色毛，下表面有多数凹点状的腺鳞。叶柄长2~7厘米，紫色或紫绿色。质脆。带嫩枝者，枝的直径2~5毫米，紫绿色，断面中部有髓。气清香，味微辛。

　　以紫棕色、分枝少、香气浓者为佳。

⚠ **注意事项**　气虚或汗多者少用之。

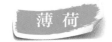

薄 荷

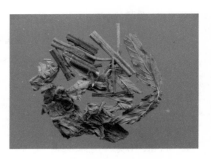

〖来　　源〗本品为唇形科植物薄荷的干燥地上部分。

〖性味归经〗辛，凉。归肺、肝经。

〖功能主治〗宣散风热。清头目，透疹。用于风热感冒，风温初起，头痛，目赤，喉痹，口疮，风疹，麻疹，胸胁胀闷。

薄荷

选购提示

　　本品茎呈方柱形，有对生分枝，长15~40厘米，直径0.2~0.4厘米；表面紫棕色或淡绿色，棱角处具茸毛，节间长2~5厘米；质脆，断面白色，髓部中空。叶对生，有短柄；叶片皱缩卷曲，完整者展平后呈宽披针形、长椭圆形或卵形，长2~7厘米，宽1~3厘米；上表面深绿色，下表面灰绿色，稀被茸毛，有凹点状腺鳞。轮伞花序腋生，花萼钟状，先端5齿裂，花冠淡紫色。揉搓后有特殊清凉香气，味辛凉。以叶多而肥、色绿、无根、干燥、香气浓者为佳。

⚠️ **注意事项**　因含挥发油，故不宜久煎。其芳香辛散能耗气发汗，故气虚血燥、肝阳偏亢、表虚自汗均不宜用。阴虚血燥，肝阳偏亢，表虚汗多者忌服。

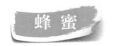

蜂 蜜

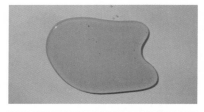

〖来　　源〗本品为蜜蜂科昆虫中华蜜蜂或意大利蜂所酿的蜜。

〖性味归经〗甘，平。归肺、脾、大肠经。

〖功能主治〗补中，润燥，止痛，解毒。用于脘腹虚痛，肺燥干咳，肠燥便秘；外治疮疡不敛，水火烫伤。

蜂蜜

　　本品为半透明、带光泽、浓稠的液体，白色至淡黄色或橘黄色至黄褐色，放久或遇冷渐有白色颗粒状结晶析出。气芳香，味极甜。以水分小、稠如凝脂、甜味纯正、不发酸、有香气、洁净者为佳。

⚠ **注意事项**　痰湿内蕴、中满痞胀及肠滑泄泻者忌服。

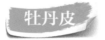

牡丹皮

　　〖来　　源〗本品为毛茛科植物牡丹的干燥根皮。

　　〖性味归经〗苦、辛，微寒。归心、肝、肾经。

　　〖功能主治〗清热凉血，活血化瘀。用于温毒发斑，吐血、衄血，夜热早凉，无汗骨蒸，经闭痛经，痈肿疮毒，跌打伤痛等。

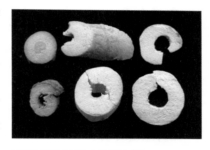

牡丹皮

　　呈筒状或半圆筒状块片，有纵剖开的裂缝，向内卷曲或略外翻，长5~20厘米，直径0.5~1.4厘米，皮厚约1~4毫米。外表面灰褐色或黄褐色，有多数略凹陷的横长皮孔痕及细根痕，栓皮脱落处淡红棕色。内表面淡灰黄色或浅棕色，有细纵纹，常有发亮的结晶（光照或放大镜下明显）。质硬脆，折断面较平坦，粉性，灰白至粉红色。有特殊香气，味微苦而涩，有麻舌感。以条粗长、皮厚、无木心、断面色白、粉性足、结晶多、香气浓者为佳。

⚠ **注意事项**　血虚有寒，孕妇及月经过多者慎用。

珍 珠

〖来　源〗本品为珍珠贝科动物马氏珍珠贝、蚌科动物三角帆蚌或褶纹冠蚌等双壳类动物受刺激形成的珍珠。

〖性味归经〗甘、咸，寒。归心、肝经。

〖功能主治〗安神定惊，明目消翳，解毒生肌。用于惊悸失眠，惊风癫痫，目生云翳，疮疡不敛。

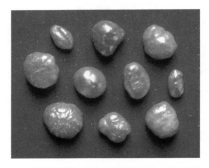

珍珠

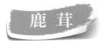 选购提示

本品呈类球形、长圆形、卵圆形或棒形，直径1.5~8毫米。表面类白色、浅粉红色、浅黄绿色或浅蓝色，半透明，光滑或微有凹凸，具特有的彩色光泽。质坚硬，破碎面显层纹。无臭，无味。

以粒大、形圆、平滑细腻纯净、质坚、有彩光、断面有层纹者为佳。

鹿 茸

〖来　源〗本品为鹿科动物梅花鹿或马鹿的雄鹿未骨化密生茸毛的幼角。前者习称"花鹿茸"，后者习称"马鹿茸"。

〖性味归经〗甘、咸，温。归肾、肝经。

〖功能主治〗壮肾阳，益精血，强筋骨，调冲任，托疮毒。用于阳痿滑精，宫冷不孕，羸瘦，神疲，畏寒，眩晕耳鸣耳聋，腰脊冷痛，筋骨痿软，崩漏带下，阴疽不敛。

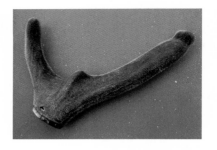

鹿茸

花鹿茸　呈圆柱状分枝，具一个分枝者习称"二杠"，主枝习称"大挺"，长17~20厘米，锯口直径4~5厘米，离锯口约1厘米处分出侧枝，习称"门庄"，长9~15厘米，直径较大挺略细。外皮红棕色或棕色，多光润，表面密生红黄色或棕黄色细茸毛，上端较密，下端较疏；分岔间具1条灰黑色筋脉，皮茸紧贴。锯口黄白色，外围无骨质，中部密布细孔。体轻。气微腥，味微咸。具两个分枝者，习称"三岔"，大挺长23~33厘米，直径较二杠细，略呈弓形，微扁，枝端略尖，下部多有纵棱筋及突起疙瘩；皮红黄色，茸毛较稀而粗。二茬茸与头茬茸相似，但挺长而不圆或下粗上细，下部有纵棱筋。皮灰黄色，茸毛较粗糙，锯口外转多已骨化。体较重。无腥气。

花鹿茸以粗壮、主枝圆、顶端丰满、质嫩、毛细、皮色红棕、有油润光泽者为佳。

马鹿茸　较花鹿茸粗大，分枝较多，侧枝一个者习称"单门"，两个者习称"莲花"，三个者习称"三岔"，四个者习称"四岔"或更多。按产地分为"东马鹿茸"和"西马鹿茸"。

东马鹿茸　"单门"大挺长25~27厘米，直径约3厘米。外皮灰黑色，茸毛灰褐色或灰黄色，锯口面外皮较厚，灰黑色，中部密布细孔，质嫩；"莲花"大挺长可达33厘米，下部有棱筋，锯口面蜂窝状小孔稍大；"三岔"皮色深，质较老；"四岔"茸毛粗而稀，大挺下部具棱筋及疙瘩，分枝顶端多无毛，习称"捻头"。

西马鹿茸　大挺多不圆，顶端圆扁不一，长30~100厘米。表面有棱，多抽缩干瘪，分枝较长且弯曲，茸毛粗长，灰色或黑灰色。锯口色较深，常见骨质。气腥臭，味咸。

马鹿茸以饱满、体轻、毛色灰褐、下部无棱线者为佳。

⚠ **注意事项**　患有高血压、肾炎、肝炎以及中医所说的阴虚火旺、肝阳上亢者，均不宜服用鹿茸或含鹿茸的制剂。

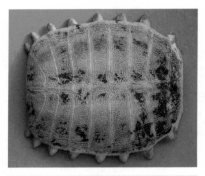

鳖甲

『来　　源』本品为鳖科动物鳖的背甲。

『性味归经』咸，微寒。归肝、肾经。

『功能主治』滋阴潜阳，软坚散结，退热除蒸。用于阴虚发热，劳热骨蒸，虚风内动，经闭，癥瘕痞块。

鳖甲

选购提示

　　呈椭圆形成卵圆形，背面隆起，长10~15厘米，宽9~14厘米。表面灰褐色或黑绿色，略有光泽，具细网状皱纹及灰黄色或灰白色斑点，中间有1条纵棱，两侧各有左右对称的横凹纹8条，外皮脱落后可见锯齿状嵌接缝。内表面类白色，中部有突起的脊椎骨，颈骨向内卷曲，两侧有对称的肋骨各8条伸出边缘。质坚硬。气微腥，味淡。以个大、干燥、表面淡绿色内白色、无残肉、腥臭味，未经煮烫者为佳。

⚠ **注意事项**　脾胃虚寒及孕妇忌用。

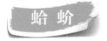

蛤蚧

『来　　源』本品为壁虎科动物蛤蚧的干燥体。

『性味归经』咸，平。归肺、肾经。

『功能主治』补肺益肾，纳气定喘，助阳益精。用于虚喘气促，劳嗽咯血，阳痿遗精。

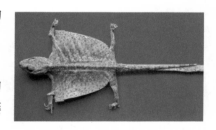

蛤蚧

本品呈扁片状，头颈部及躯干部长9~18厘米，头颈部约占三分之一，腹背部宽6~11厘米，尾长6~12厘米。头略呈扁三角状，两眼多凹陷成窟窿，口内有细齿，生于颚的边缘，无异型大齿。吻部半圆形，吻鳞不切鼻孔，与鼻鳞相连，上鼻鳞左右各1片，上唇鳞12~14对，下唇鳞（包括颏鳞）21片。腹背部呈椭圆形，腹薄。背部呈灰黑色或银灰色，有黄白色或灰绿色斑点散在或密集成不显著的斑纹，脊椎骨及两侧肋骨突起。四足均具5趾；趾间仅具蹼迹，足趾底有吸盘。尾细而坚实，微现骨节，与背部颜色相同，有6~7个明显的银灰色环带。全身密被圆形或多角形微有光泽的细鳞，气腥，味微咸。以体大、尾粗而长、无虫蛀、干燥者为佳。

⚠ **注意事项**　风寒及痰饮喘咳不宜服用。

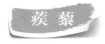

蒺 藜

〖来　　源〗本品为蒺藜科植物蒺藜的干燥成熟果实。

〖性味归经〗辛、苦，微温；有小毒。归肝经。

〖功能主治〗平肝解郁，活血祛风，明目，止痒。用于头痛眩晕，胸胁胀痛，乳闭乳痈，目赤翳障，风疹瘙痒。

本品由5个分果瓣组成，呈放射状排列，直径7~12毫米。常裂为单一的分果瓣，分果瓣呈斧状，长3~6毫米；背部黄绿色，隆起，有纵棱及多数小刺，并有对称的长刺和短刺各1对，两侧面粗糙，有网纹，灰白色。质坚硬。无臭，味苦、辛。

以颗粒均匀、坚实饱满、干燥无杂质、色黄白略带绿色者为佳。

⚠ **注意事项**　血虚气弱及孕妇慎服。

牡 蛎

『来　　源』本品为牡蛎科动物长牡蛎、大连湾牡蛎或近江牡蛎的贝壳。

『性味归经』味咸，性微寒。归肝、肾经。

『功能主治』平肝潜阳，重镇安神，软坚散结，收敛固涩。主治眩晕耳鸣，惊悸失眠，瘰疬瘿瘤，癥瘕痞块，自汗盗汗，遗精崩带。

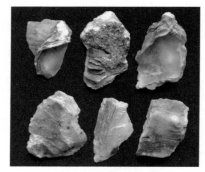

牡蛎

选购提示

长牡蛎　呈长片状，背腹缘几平行，长 10~50 厘米，高 4~15 厘米。右壳较小，鲜片坚厚，层状或层纹状排列，壳外面平坦或具数个凹陷，淡紫色、灰白色或黄褐色，内面瓷白色，壳顶二侧无小齿。左壳凹下很深，鳞片较右壳粗大，壳顶附着面小。质硬，断面层状，洁白。无臭，味微咸。

大连湾牡蛎　呈类三角形，背腹缘呈八字形，右壳外面淡黄色，具疏松的同心鳞片，鳞片起伏成波浪状，内面白色。左壳同心鳞片坚厚，自壳顶部放射助数个，明显，内面凹下呈盒状，铰合面小。

近江牡蛎　呈圆形、卵圆形或三角形等。右壳外面稍不平，有灰、紫、棕、黄等色，环生同心鳞片，幼体者鳞片薄而脆，多年生长后鳞片层层相叠，内面白色，边缘有时淡紫色。

以个大、匀整、洁净、干燥者为佳。

⚠ **注意事项**　不宜用于阳虚寒盛、肾虚无火等寒象明显的病证。

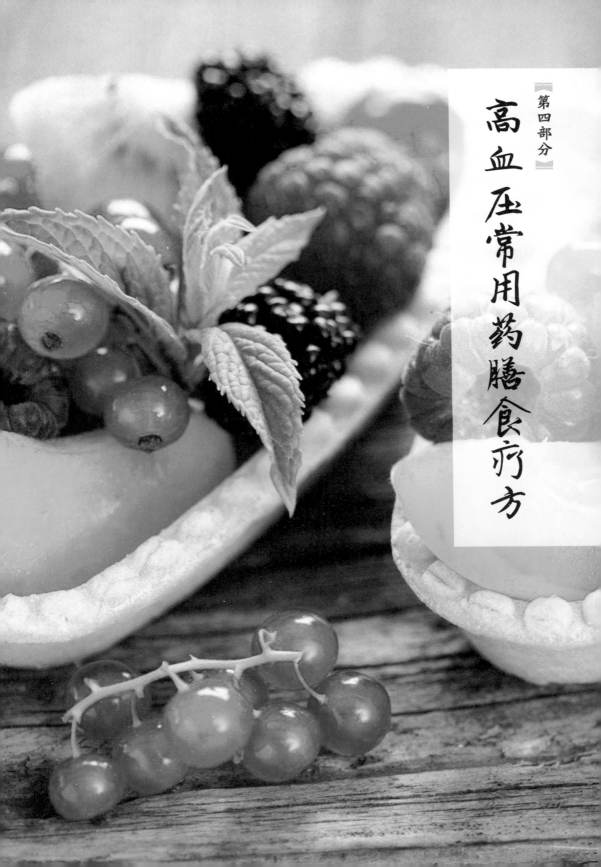

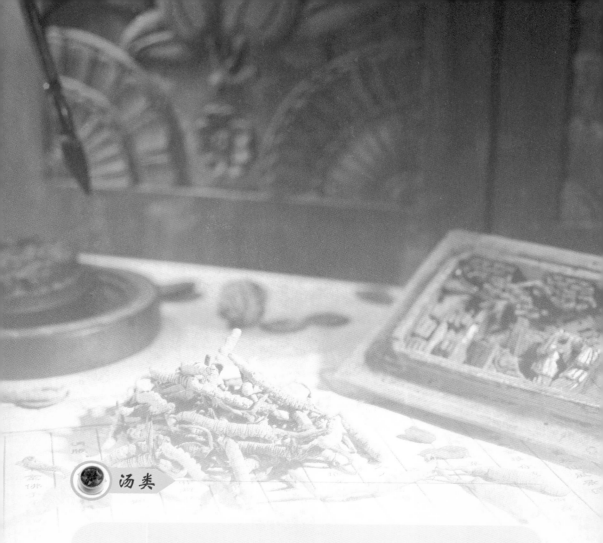

汤类

【配方】人参 10 克　马蹄 50 克　海蜇 50 克　姜 5 克
　　　　葱 10 克　盐 3 克　素油 50 克　鸡汤 800 毫升

【功效】补益气血，降压。适用于气虚湿阻型高血压等症。

【制法】1.把海蜇洗净，切细丝；马蹄洗净，切两半；人参洗
　　　　净，去芦头，切薄片；姜切丝，葱切段。
　　　　2.把锅置武火上烧热，加入素油，烧六成热时加入
　　　　姜、葱爆香，放入鸡汤、海蜇、人参、马蹄、盐，
　　　　煮 25 分钟即成。

【食法】佐餐食用，每周 3 次，坚持食用 3 个月。

【注意】服人参期间，不宜喝茶和吃白萝卜。感冒者禁服。

海蜇马蹄
人参汤

三豆冬瓜汤

【配方】冬瓜 500 克　绿豆 50 克　赤小豆 50 克　盐 3 克
白扁豆 50 克　鸡精适量

【功效】清热利湿。适于湿热内盛所致的口干口苦、头昏目眩、
肢体沉重、小便热赤及高血压、高脂血症、脂肪肝
等病人食用。

【制法】1. 将冬瓜去皮后洗净，并切成块。

2. 将绿豆、赤小豆、白扁豆一同置于锅中，加入适
量清水煮沸。

3. 加入冬瓜块煮至豆熟汤浓。

4. 再加入适量食盐、鸡精调味即可。

【食法】佐餐食用，每周 3 次，坚持食用 2 个月。

苦瓜荠菜瘦肉汤

【配方】猪肉（瘦）125 克　苦瓜 250 克　荠菜 60 克
荠粉 6 克　盐 4 克　鸡精 3 克　白砂糖 5 克

【功效】清心解暑，清肝泄热。适用于高血压病、高脂血症
属肝阳上亢型者，症见心烦易怒、心悸失眠、口渴
咽干、小便短少，或口舌生疮，或目赤肿痛，亦可
用于糖尿病，急性眼结膜炎有上述表现者；肝肾阴
亏之高血压病不宜饮用本汤。糖尿病病人若按照该
食谱制法菜肴，请将调料中的白糖去掉。

【制法】1. 将猪瘦肉洗净，切片，用盐、糖、荠粉腌制；鲜
苦瓜去瓤，洗净，切片；荠菜去杂质、根，洗净。

2. 把荠菜放入锅内，加清水适量，文火煮 30 分钟，
去渣再加入苦瓜煮熟，然后下猪肉片，煮 5 分钟至
肉刚熟，加调味料调味即可，随时饮汤食菜、肉。

【食法】每日 1 次，每月为一个疗程。

【配方】西洋参 10 克　山楂 10 克　乌鸡 1 只　大蒜 10 克
　　　　姜 5 克　盐 10 克　葱 10 克

【功效】滋阴补血，降低血压。用于风痰上逆型高血压病人
　　　　食用。

【制法】1.把西洋参洗净、切片；山楂洗净、切片；乌鸡宰杀后，
　　　　　去毛、内脏及爪；大蒜去皮，一切两半；姜切片，
　　　　　葱切段。

　　　　2.将乌鸡放入炖锅内，加入西洋参、山楂、大蒜、
　　　　　姜片、葱段，加入清水 1500 毫升。

　　　　3.把炖锅置武火烧沸，打去浮沫，再用文火炖煮 1
　　　　　小时，加盐调味即成。

【食法】每日 1 次，每次食鸡肉 50 克。

养颜汤

【配方】猪肉（瘦）250 克　山楂 30 克　决明子 30 克
　　　　荷叶 30 克　枣（干）20 克　盐 3 克

【功效】清肝泄热。高血压病属肝阳亢盛型者，症见头痛而眩、
　　　　心烦易怒、睡眠不宁、面红口苦、大便干结、脉弦有力，
　　　　亦可防治动脉硬化，高脂血症及肥胖病；脾肾阳虚
　　　　者不宜饮用本汤。

【制法】1.将山楂子、决明子、红枣洗净，鲜荷叶洗净，切片，
　　　　　猪瘦肉洗净。

　　　　2.把全部用料一同放入锅内，加清水适量，武火煮
　　　　　沸后，文火煮 1 小时，加盐调味即可。

【食法】佐餐食用，每周 3 次，坚持食用 2 个月。

山楂决
明荷叶
瘦肉汤

党参苡仁猪蹄汤

【配方】党参 15 克　薏苡仁 30 克　猪蹄 2 只　姜 5 克　葱 10 克　盐 3 克

【功效】补气血，除风湿。适用于气虚湿阻型高血压等症。

【制法】1. 把党参洗净、切片；薏苡仁去杂质洗净；猪蹄除去毛，一切两半；姜切片，葱切段。

2. 把猪蹄、党参、薏苡仁、葱、姜同放炖锅内，加清水 1000 毫升。

3. 把炖锅置武火上烧沸，再用文火煮 1 小时，加盐调味即成。

【食法】佐餐食用，每周 2 次，坚持食用 2 个月。

西洋参山楂汤

【配方】西洋参 10 克　乌鸡 1 只　山楂 5 克　大蒜 10 克　葱 10 克　盐 5 克　姜 5 克

【功效】滋阴补血，降低血压。用于风痰上逆型高血压病人食用。

【制法】1. 把西洋参洗净、切片；山楂洗净、切片；乌鸡宰杀后，去毛、内脏及爪；大蒜去皮，一切两半；姜切片，葱切段。

2. 将乌鸡放入炖锅内，加入西洋参、山楂、大蒜、姜片、葱段，加入清水 1500 毫升。

3. 把炖锅置武火烧沸，打去浮沫，再用文火炖煮 1 小时，加盐调味即成。

【食法】每日 1 次，每次食鸡肉 50 克。

荠菜淡菜汤

【配方】荠菜60克　淡菜30克　盐3克

【功效】滋阴清热明目。适用于高血压病、高脂血症属阴虚阳亢者，症见头痛眩晕，视力减退，目赤涩痛，手心烦热，小便不利等；脾胃虚寒者不宜饮用本汤。

【制法】1.将荠菜去根，杂质，洗净。

2.淡菜用清水浸发，并用开水拖过。

3.把全部用料一同放入锅内，加清水适量，武火煮沸后，文火煮1小时，加盐调味即可。

【食法】佐餐食用，每周3次，坚持食用1个月。

淡菜黄瓜汤

【配方】淡菜50克　黄瓜200克　葱10克　盐3克
姜5克　大蒜10克　素油50克

【功效】利水消肿，降压。适用于肝肾阴虚型高血压等症。

【制法】1.把淡菜洗净，去泥沙；黄瓜洗净，去瓤，去皮切片；大蒜去皮切片，葱切花，姜切片。

2.把炒锅放在武火上烧热，加入素油，烧六成热时加入姜、葱、大蒜爆香，加入清水1000毫升，烧沸，下入淡菜、黄瓜、盐，用文火煮25分钟即成。

【食法】佐餐食用，每周2次，坚持食用3个月。

葫芦瓜糖水

【配方】葫芦瓜50克　蜂蜜200克　枸杞子30克　桑葚30克
桑葚500克　冰糖10克

【功效】清热利尿，除烦止渴。用于治疗高血压、尿路结石、口疮、暑天烦热、口渴等症。

【制法】将葫芦瓜洗净连皮切块，所有原料一同入锅加水适量煲汤，用冰糖调味。

【食法】饮汤吃瓜，每日2次。

豆腐冬菇瘦肉汤

【配方】豆腐 200 克　猪瘦肉 250 克　冬菇 30 克　盐 5 克　姜 5 克　红枣 4 个

【功效】补益脾气，滋阴润燥。高血压、动脉粥样硬化、冠心病病人。

【制法】1. 将冬菇用清水浸发，剪去菇脚，洗净；豆腐切块；红枣（去核）洗净；猪瘦肉洗净。

2. 把猪瘦肉、冬菇、红枣、生姜一同放入锅内，加清水适量，武火煮沸后，文火煮 1 小时，放豆腐再煮 30 分钟，加盐调味即可。

【食法】随量饮用。

草菇瘦肉汤

【配方】鲜草菇 120 克　猪瘦肉 250 克　韭黄 10 克　盐 5 克　姜 5 克　葱花 5 克　糖、豆粉适量

【功效】补脾益气，清热消暑。用于高血压病及多种肿瘤。

【制法】将鲜草菇削净，洗净，用姜、葱飞水后滤干；韭黄洗净；猪瘦肉洗净，切片，用适量盐、糖、豆粉拌匀，锅内加适量清水（或上汤），武火煮沸后，下鲜草菇，煮 5 分钟后，再下肉片，待肉刚熟，下韭黄、葱花，调味即可。

【食法】随量饮汤食肉。

马蹄海蜇汤

【配方】鲜马蹄 30 克　海蜇皮 30 克

【功效】平肝潜阳。主治肝阳上亢型高血压。

【制法】将鲜马蹄、海蜇皮（洗去盐分）煮汤。

【食法】服食，每天 2 次，连服 5~7 天。

丝瓜豆腐瘦肉汤

【配方】猪瘦肉 60 克　丝瓜 250 克　盐 5 克　嫩豆腐 100 克　葱花 5 克　精盐、糖、芡粉适量

【功效】清热生津，补虚和中。用于高血压、冠心病。

【制法】1. 将丝瓜去皮，洗净，切成厚片；豆腐切成块；猪瘦肉洗净，切成薄片，加精盐、糖、芡粉拌匀。

2. 锅内加清水 2 大碗，武火煮沸，先下豆腐、肉片煮沸后，放入丝瓜，煮几分钟，至丝瓜、肉片刚熟，撒葱花，加盐调味即可。

【食法】随量饮汤食菜、肉。

枸杞芹菜鱼片汤

【配方】鲩鱼肉 60 克　枸杞叶 30 克　芹菜 120 克　盐 5 克　生姜 5 克　芡粉适量

【功效】清热平肝明目。为高血压病人的家常佐膳之品。

【制法】1. 将枸杞洗净，摘叶；芹菜去根、叶洗净，切段；鲩鱼肉洗净，切片，用适量盐、姜丝、芡粉、油搅匀。

2. 先将枸杞叶、芹菜加适量清水，文火煮沸约 10 分钟，下鱼肉稍煮至刚熟，调味即成。

【食法】随量饮汤食肉、菜。

马蹄海带玉米须汤

【配方】鲜马蹄 10 个　盐 5 克　蒜 5 克　玉米须 15 克　海带 15 克

【功效】平肝潜阳。主治肝阳上亢型高血压。

【制法】将鲜马蹄、海带、玉米须煎汤。

【食法】每天 2 次服食，连用 5 天。

苦瓜荠菜瘦肉汤

【配方】猪瘦肉 125 克　鲜苦瓜 250 克　荠菜 60 克　芡粉 10 克　糖 10 克　鸡精 3 克　生姜 5 克　盐 5 克

【功效】清凉泄热。用于治疗高血压病，对肾性高血压疗效尤佳。

【制法】1. 将瘦猪肉洗净，切片，用盐、糖、芡粉腌过；鲜苦瓜去瓤，洗净，切片；荠菜去杂质、根，洗净。

2. 把荠菜放入锅内，加清水适量，文火煮 30 分钟，去渣，再加入苦瓜、姜片煮熟，然后下猪肉片，煮 5 分钟至肉刚熟，加盐、鸡精调味即可。

【食法】随量饮汤食菜肉。

石决明鲍鱼汤

【配方】鲍鱼 30 克　石决明 30 克　枸杞子 30 克　菊花 10 克　盐 5 克

【功效】滋阴潜阳，平肝息风。用于高血压久病伤阴，阴不维阳，以致肝阳上亢之病人。

【制法】1. 将鲍鱼用清水浸发，洗净，切丝，并用水加盐煮过；石决明洗净、打碎，用纱布包好；菊花、枸杞子洗净。

2. 先水煎石决明约 30 分钟，去渣取汤，并把鲍鱼、菊花、枸杞子放入汤内，再文火煮 1 小时，加盐调味即可。

【食法】随量饮汤食肉。

蘑菇汤

【配方】鲜蘑菇 30 克　盐 5 克　蒜 5 克

【功效】助阳益阴。用于阴阳两虚型高血压。

【制法】将鲜蘑菇煮汤喝。

【食法】每天 1 次，日期不限。

【配方】乌龟 1 只　何首乌 30 克　制天麻 15 克　枸杞子 30 克
　　　　盐 5 克　生姜 4 片

【功效】滋养肝肾，平抑肝阳，息风止晕。用于高血压病，
　　　　属肝肾阴亏、阳亢风动而致，症见头晕眼胀，手足
　　　　震颤。

首乌天麻龟肉汤

【制法】1. 将乌龟活剖，去肠杂，洗净，用开水拖去血水，
　　　　　去黑皮，斩件；首乌洗净，切片；枸杞子、制天
　　　　　麻洗净。
　　　　2. 把全部用料一同放入锅内，加清水适量，武火煮
　　　　　沸后，文火煮 2 小时，加盐调味即可。

【食法】随量饮用。

【配方】西洋参 10 克　马蹄 50 克　海蜇 50 克　姜 5 克
　　　　葱 10 克　盐 3 克　鸡汤 800 毫升　素油 30 克

【功效】滋阴祛痰，降压。适用于气虚湿阻型高血压等症。

【制法】1. 把西洋参润透切片；马蹄去皮，一切两半；海蜇洗
　　　　　净，切丝；姜切丝，葱切段。

洋参雪羹汤

　　　　2. 把炒锅置武火上烧热，加入素油，烧六成热时下
　　　　　入姜、葱爆香，加入鸡汤、海蜇、马蹄、西洋参
　　　　　片，煮 25 分钟加盐调味即成。

【食法】佐餐食用，每周 2 次，坚持食用 2 个月。

牡蛎枯草瘦肉汤

【配方】猪瘦肉 250 克　生牡蛎 30 克　夏枯草 30 克
　　　　红枣 4 个　盐 5 克

【功效】清肝泻火，平肝潜阳。用于高血压病肝阳亢盛者。

【制法】1.将生牡蛎洗净，打碎，装入纱布袋内；夏枯草除
　　　　杂质，洗净；红枣（去核），洗净；猪瘦肉洗净，
　　　　切块。

　　　　2.把全部用料一同放入锅内，加清水适量，武火煮
　　　　沸后，文火煮 1~2 小时，加盐调味即可。

【食法】随量饮汤食肉。

莲子发菜瘦肉汤

【配方】猪瘦肉 250 克　莲子 30 克　腐竹 100 克　发菜 15 克
　　　　红枣 4 枚　盐适量

【功效】健脾和胃，清热化痰。用于肥胖症及高血压病。

【制法】1.将莲子（去心）用开水烫去外衣；腐竹浸软切段；
　　　　发菜浸软，用花生油擦洗干净；红枣（去核）洗净；
　　　　猪瘦肉洗净切块。

　　　　2.把全部用料一同放入锅内，加清水适量；武火煮
　　　　沸后，文火煮 2~3 小时，加盐调味即可。

【食法】随量饮用。

芹菜苦瓜汤

【配方】芹菜 500 克　苦瓜 60 克　盐 3 克　鸡精 3 克

【功效】育阴潜阳。主治阴虚阳亢型高血压。

【制法】将芹菜、苦瓜同煮汤。

【食法】每天 1 次，连服 5~6 天。

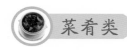

【配方】百合 15 克　桑椹 10 克　芹菜 100 克　鳝鱼 100 克
　　　　姜 5 克　葱 10 克　盐 3 克　素油 60 克

【功效】滋阴补肾,降脂降压。适用于阴阳两虚型高血压等症。

【制法】1.把百合洗净,润透,蒸熟待用;桑椹洗净,去杂质;
　　　　　鳝鱼去骨、内脏、头和尾,切细丝;姜切丝,葱切段;
　　　　　芹菜切段。

　　　　2.把炒锅置武火上烧热,加入素油,烧六成热时下
　　　　　入姜、葱爆香,加入鳝丝炒匀,放入盐、百合、
　　　　　芹菜、桑椹,炒熟即成。

【食法】佐餐食用,每周 3 次,坚持食用 3 个月。

百合桑椹
炒鳝丝

【配方】竹笋 50 克　百合 20 克　虾仁 100 克　豆腐 200 克
　　　　姜 5 克　葱 10 克　盐 3 克　素油 50 克

【功效】补肝益肾,降压。适用于肝肾阴虚型高血压等症。

【制法】1.把百合洗净,放入碗内,加清水 50 毫升上笼蒸熟
　　　　　待用。

　　　　2.把竹笋洗净,发透,去杂质;虾仁洗净;豆腐切
　　　　　块;姜切片,葱切段。

　　　　3.把炒锅置武火上烧热,加入素油,烧六成热时下
　　　　　入姜、葱爆香,加入虾仁、豆腐、百合、盐、竹
　　　　　笋,再加清水 50 毫升,煮 10 分钟即成。

【食法】佐餐食用,每周 3 次,坚持食用 2 个月。

【注意】内寒痰咳、中寒便滑者忌服。

竹笋虾仁
扒豆腐

【配方】海藻 20 克　　干贝 20 克　　海带 20 克　　素油 30 克
　　　　面粉 100 克　　盐 2 克　　葱 10 克

【功效】软坚化痰，利水泄热，降压。适用于高血压病等症。

【制法】1. 把海藻、干贝、海带洗净，发好，切成小颗粒，待用。

　　　　2. 把炒锅置武火上烧热，加入素油，烧六成热时下
　　　　　入葱爆锅，再加入海藻、干贝、海带炒匀，加入
　　　　　清水 300 毫升，用文火煮 5 分钟，加盐盛起待用。

　　　　3. 把面粉用清水和匀，揉成面团，擀成薄皮，切成
　　　　　面条，在锅内加清水 100 毫升置武火上烧沸，把
　　　　　面条下入煮熟，捞起放入碗内，加入海鲜盖在面
　　　　　上即成。

【食法】每日早晚均可食用，每次 100 克，坚持食用 3 个月。

海鲜面

【配方】天麻 50 克　　川芎 10 克　　茯苓 10 克　　鲜鲤鱼 1 条
　　　　水豆粉 10 克　　白糖 10 克　　盐 5 克　　鸡精 5 克
　　　　胡椒面 10 克　　香油 30 克　　葱 10 克　　姜 10 克

【功效】平肝息风，定惊止痛，行气活血。适于高血压病人。

【制法】1. 将鲜鲤鱼整好洗净；将川芎、茯苓切成大片，用
　　　　　第二次米泔水泡，再将天麻放入泡过川芎、茯苓
　　　　　的米泔水中浸泡 4~6 小时，捞出天麻置米饭中蒸
　　　　　透，切成片待用。

　　　　2. 将天麻片放入鱼头和鱼腹内，置盆内，然后放入
　　　　　葱、生姜，加入适当清水后，上笼蒸约 30 分钟。
　　　　　将鱼蒸好后，拣去葱和生姜，另用水豆粉、清汤、
　　　　　白糖、食盐、鸡精、胡椒面、香油烧开勾芡，浇
　　　　　在天麻鱼上即成。

【食法】每日 2 次，佐餐食。

天麻鱼头

【配方】山楂 6 克　净鸡 1500 克　柠檬 200 克　酱油 50 克　鸡精 5 克　葱 10 克　蜂蜜 15 克　黄酒 20 毫升　盐 5 克　猪油 100 克　鸡汤 500 克　姜适量

【功效】活血散瘀，消食化积。适用于高血脂、高血压病人。

【制法】1.将净鸡的脊背劈开，拍断大骨，用水洗净，放入开水锅内烫 5 分钟捞出，用温水洗净血沫，用洁布擦去水分，抹上蜂蜜；勺内放猪油，烧至 8 成热时，将鸡下入油内，炸至金黄色时捞出，放在盆内，加入鸡汤、酱油、葱段、鸡精、黄酒、山楂。

2.再将柠檬切成片放在鸡上，上屉蒸 3 小时取出，除去姜、葱、山楂、柠檬片，把汤控出，将鸡骨剔出。

3.将鸡肉切成长 6 厘米、宽 0.5 厘米的条，鸡皮向下，码在碗内，将鸡汤倒入碗内，以淹过鸡条为度，上屉蒸 15 分钟取出，把汤倒入勺内，鸡肉条扣在盘内；再将另一部分柠檬顶刀切成厚 2 分的圆片，摆在鸡肉条的周围。

【食法】食肉饮汤。

山楂鸡

【配方】韭黄 100 克　对虾 100 克　姜 5 克　葱 10 克　盐 3 克　素油 50 克

【功效】补肾阳，益气血。适用于肾阳虚损型高血压等症。

【制法】1.把韭黄洗净，切段；对虾去头尾及壳、沙腺，切段。

2.把炒锅置武火上烧热，放入素油，烧六成热时加入葱、姜爆香，下入虾段翻炒 2 分钟，加盐，随即下入韭黄，炒至断生即成。

【食法】佐餐食用，每周 3 次，坚持食用 3 个月。

韭黄炒对虾

枸杞山楂煲海螺

【配方】山药 15 克　枸杞子 15 克　山楂 10 克　海螺 50 克　苦瓜 100 克　姜 5 克　葱 10 克　大蒜 10 克　盐 3 克　鸡汤 600 毫升　素油 30 克

【功效】滋阴补血，降压。适用于风痰上逆型高血压等症。

【制法】1. 把山药洗净，发透切片；枸杞子去杂质洗净；山楂洗净，切片；苦瓜洗净，切块；海螺洗净，切片；姜切片，葱切段，大蒜去皮切两半，待用。

　　　　2. 把锅置武火上烧热，加入素油，烧六成热时加入大蒜、姜、葱爆香，下入海螺、苦瓜、山楂、山药、枸杞子、盐、鸡汤，用武火烧沸后再用文火煲 30 分钟即成。

【食法】佐餐食用，每周 3 次，坚持食用 2 个月。

菟丝白果煮甲鱼

【配方】菟丝子 12 克　甲鱼 500 克　白果 30 克　姜 5 克　葱 10 克　盐 5 克　鸡汤 1500 毫升

【功效】补肾益精，滋补气血。适用于高血压病兼腰膝酸软、阳痿遗精等症。

【制法】1. 把菟丝子洗净，装入纱布袋内；白果去心、皮，洗净；甲鱼宰杀后，去头、尾、内脏及爪；姜切片，葱切段。

　　　　2. 把装菟丝子的纱布袋放入炖锅内，放入甲鱼、白果、姜葱、盐，加入鸡汤置武火上烧沸，再用文火炖煮 45 分钟即成。

【食法】佐餐食用，每周 2 次，坚持食用 2 个月。

【配方】牛膝 10 克　香菇 30 克　西芹 100 克　猪瘦肉 200 克　姜 5 克　蒜 10 克　葱 10 克　盐 5 克　素油 50 克　上汤适量

【功效】补气血，降血压，强筋骨。风痰上逆型高血压病人食用。

【制法】1.牛膝洗净，切段，香菇发透去蒂，一切两半；西芹洗净切段；猪瘦肉洗净，切块；姜切片，葱切段；蒜去皮，切片。

2.把锅置武火上烧热，加入素油，烧至六成熟时，加入姜、葱、蒜爆香，加入猪瘦肉、西芹、香菇、牛膝，加入盐、上汤，用文火煲 35 分钟即成。

【食法】每日 1 次，佐餐食用。

牛膝香菇
煲瘦肉

【配方】制首乌 12 克　猪肝 100 克　猪腰 2 只　料酒 10 克　盐 3 克　姜 5 克　葱 10 克　荧粉 20 克　鸡蛋 1 个　素油 50 克

【功效】滋补肝肾，降压。适用于肾阴亏损型高血压等症。

【制法】1.把制首乌烘干，研成细粉；猪肝洗净，切薄片；猪腰一切两半，除去白色臊腺，切花，再切段。

2.把猪肝、猪腰放在碗内，加入荧粉，打入鸡蛋，放入盐，水调匀挂浆，待用。

3.把炒锅置武火上烧热，加入素油，烧至六成热时下入姜、葱爆香，随即下入猪肝、猪腰和制首乌粉，烹入料酒，炒匀断生即成。

【食法】佐餐食用，每周 3 次，坚持食用 3 个月。

【注意】大便溏泄者及有湿痰者忌服。

首乌
炒肝腰

【配方】银耳 20 克　菠菜 200 克　姜 5 克　葱 10 克
　　　　素油 30 克　盐 5 克　大蒜 10 克

【功效】滋阴止咳，降低血压。风痰上逆型高血压病人食用。

【制法】1. 银耳发透，去蒂，撕成瓣状；菠菜洗净，切段，
　　　　用沸水焯透捞起，沥干水分，姜、蒜切片，葱切花。

　　　　2. 炒锅置武火上烧热，加入素油，六成熟时，下入
　　　　葱、姜、蒜爆香，加入银耳、菠菜、盐炒熟即成。

【食法】每日 2 次，佐餐食用。

银耳
炒菠菜

【配方】鸭肉 150 克　白面包 75 克　肉汤 250 克　鲜豌豆 50 克
　　　　鸡油 75 克　料酒 50 克　团粉 15 克　鸡精 3 克
　　　　食盐 5 克　植物油适量

【功效】平肝降压。高血压、冠心病、慢性肾炎、消化不良、
　　　　营养不良者及老年人尤为适宜。

【制法】1. 先把鸭肉煮熟，剁成细泥；面包切成方丁，团粉
　　　　用三倍的清水调成湿团粉。

　　　　2. 再把肉汤、鸭肉泥、料酒、鸡精、豌豆粒调匀，
　　　　同倒入锅内，煮开之后，把调好的湿团粉慢慢倒
　　　　入，再等烧开，洒上鸡油，即成鸭泥羹。

　　　　3. 把植物油熬到冒烟时，立即将切好的面包块丁放
　　　　进锅里，炸到呈金黄色时捞出，放在大盘子里待
　　　　用；将鸭羹倒在面包丁上面，立即食用。

【食法】每日 3 次，佐膳食用。

鸭泥面包

【配方】菊花 10 克　猪脑 2 只　绍酒 10 克　葱 5 克　姜 5 克　鸡汤 250 毫升　大蒜 10 克　盐 5 克　素油 30 克

【功效】疏风清热，平肝明目，补脑降压。风痰上逆型高血压病人食用。

金菊猪脑羹

【制法】1.把菊花洗净；猪脑去红腺筋膜洗净；姜切丝，葱切段，大蒜去皮切片。

2.把炒锅置武火上加入素油，烧六成熟时，加入姜、葱、蒜爆香，加入鸡汤，把菊花加入，烧沸，再加入猪脑，放入盐即成。

【食法】每三日 1 次，每次吃猪脑 1 只，佐餐食用。

【配方】天麻 10 克　猪脑 2 只　姜 5 克　大蒜 10 克　葱 5 克　鸡汤 200 毫升　盐适量

【功效】平肝熄风，降低血压。风痰上逆型高血压病人食用。

天麻蒸猪脑

【制法】1.把天麻打成细粉；猪脑去红腺及膜洗净，姜、蒜洗净，切片，葱切花。

2.把猪脑放在蒸盆内，加入天麻粉、盐、姜、葱、蒜和鸡汤。

3.把盛有猪脑的蒸盆置蒸笼内，用武火蒸 35 分钟即成。

【食法】每日 1 次，每次食猪脑 1 只。

人参炖鲍鱼

【配方】鲜人参 30 克　何首乌 30 克　原只鲍鱼 10 只
　　　　葱 10 克　姜 5 克　鸡汤 350 毫升　大蒜 10 克　盐 5 克

【功效】补气，益肝，降压。高血压风痰上逆型病人食用。

【制法】1. 鲜人参洗净，整条待用；何首乌洗净切片；原只
　　　　　鲍鱼洗净，一切两半；大蒜去皮，切片，姜拍松，
　　　　　葱切段。

　　　　2. 把何首乌、人参、鲍鱼、大蒜、姜、葱、盐同放
　　　　　炖锅内，加入鸡汤用武火烧沸，用文火炖煮 50 分
　　　　　钟即成。

【食法】每日 1 次，吃鲍鱼 1 只及人参、何首乌，喝汤。

杞山楂煲海螺

【配方】淮山 15 克　枸杞子 15 克　山楂 10 克　海螺 50 克
　　　　鸡汤 600 毫升　盐 5 克　姜 5 克　葱 10 克　蒜 10 克

【功效】滋阴补血，降低血压。风痰上逆型高血压病人食用。

【制法】1. 把淮山洗净，发透切片；枸杞子去杂质洗净；山
　　　　　楂洗净，切片；海螺洗净，切片；姜切片，葱切段，
　　　　　蒜去皮切两半，待用。

　　　　2. 把锅置武火上烧热，加入素油，烧至六成熟时，
　　　　　加入蒜、姜、葱爆香，下入海螺、山楂、淮山、
　　　　　枸杞子、盐，加鸡汤，用武火烧沸后再文火煲 30
　　　　　分钟即成。

【食法】每日 1 次，每次食海螺 30~50 克。

蛇粉双耳羹

【配方】白花蛇 20 克　银耳 20 克　黑木耳 20 克　大蒜 10 克
姜 5 克　葱 10 克　盐 5 克　素油 50 克　鸡汤 800 毫升

【功效】滋阴润肺，降低血压。高血压风痰上逆型病人食用。

【制法】1.把蛇烘干，打成细粉；银耳、黑木耳发透，去蒂根，
撕成瓣；大蒜去皮切片，姜切片，葱切花。

2.把炒锅置武火上烧热，加入素油，烧至六成熟时，
下入蒜、姜、葱爆香，加入鸡汤，放入木耳及蛇
粉煮沸，再用文火煮30分钟；食用时，加入盐调
味即成。

【食法】每日 1 次，佐餐食用。

鳝鱼芹菜炒翠衣

【配方】鳝鱼 1 条（约重 200 克）西瓜翠衣 150 克　芹菜 150 克
姜丝 5 克　蒜片 5 克　葱段 5 克　盐 5 克　鸡精 5 克
醋 5 克　麻油 20 毫升

【功效】清热消暑，降压利尿。适用于高血压、动脉硬化兼
体虚水肿者。

【制法】将鳝鱼活杀，去内脏，洗净切丝；西瓜翠衣洗净切条；
芹菜去根、叶、切段，入热水中焯一下捞起，起麻
油锅，待油热后倒入鳝鱼丝，炒半熟时将西瓜翠衣、
芹菜及其他佐料翻炒至熟。

【食法】佐膳食。

大蒜菠菜拌海蜇

【配方】菠菜 300 克　海蜇 100 克　醋 10 克　姜 5 克
　　　　大蒜 20 克　盐 10 克　芝麻油 6 克　葱 10 克

【功效】养血，降压，化痰。风痰上逆型高血压病人食用。

【制法】1. 把大蒜去皮切片，菠菜洗净，切段，用沸水焯透；
　　　　　海蜇发透洗净煮熟晾凉；姜切丝，葱切花。
　　　　2. 把菠菜放入盆里，加入大蒜、海蜇、醋、盐、姜、
　　　　　葱、芝麻油，拌匀即成。

【食法】每日 1 次，佐餐食用。

【注意】便溏及腹泻者忌用。

山楂雪蛤炖鲍鱼

【配方】山楂 15 克　雪蛤 15 克　鲍鱼 3 只　葱 10 克　姜 5 克
　　　　大蒜 10 克　盐 5 克　鸡汤 400 毫升

【功效】补气血，降血压。风痰上逆型高血压病人食用。

【制法】1. 把山楂洗净，切片；雪蛤发透去黑仔及筋膜；鲍
　　　　　鱼洗净，切片；蒜去皮切片，葱切段，姜切片。
　　　　2. 把炒锅置武火上烧热，加入素油，烧至六成熟时，
　　　　　加入姜、蒜、葱爆香，加入鲍鱼炒匀，加入鸡汤，
　　　　　放入山楂、雪蛤、盐，文火煮35分钟即成。

【食法】每日 1 次，每次吃鲍鱼 50 克。

芭蕉煮鹌蛋

【配方】芭蕉 200 克　鹌鹑蛋 10 个　白糖 10 克

【功效】补气血，降压，通便秘。适用于肝肾阴虚型高血压等症。

【制法】1. 把芭蕉去皮，切段，待用。

2. 把锅内加入清水 400 毫升，置武火上烧沸，下入芭蕉煮 10 分钟，再把鹌鹑蛋放入沸水锅内，煮熟加入少许白糖拌匀即成。

【食法】早餐食用，每周 3 次，坚持食用 3 个月。

白蛇戏菊花

【配方】白花蛇 1 条　菊花 10 克　鸡肉 200 克　姜 5 克
　　　　大蒜 20 克　盐 10 克　鸡汤 1000 毫升　葱 10 克

【功效】祛风，除湿，降压。风痰上逆型高血压病人食用。

【制法】1. 白花蛇宰杀后去头、尾及内脏；菊花洗净，鸡肉洗净，切成块；大蒜去皮，姜拍松，葱切段。

2. 把蛇置炖锅内，加入菊花、鸡肉、大蒜、姜、葱、盐、鸡汤。

3. 把炖锅置武火烧沸，用文火炖 1 小时即成。

【食法】每周食用 1 次，每次吃蛇肉 50 克，喝汤。

地龙炒蛋

【配方】活地龙 5 条　鸡蛋 2 枚　植物油适量

【功效】滋阴润燥，养心安神熄内风。用于高血压病阴虚阳化风动，肢麻肢颤，眩晕较甚的病人。

【制法】将活地龙 5 条放入盆内加清水适量浸泡 3 天，使其排出体内污物，剥开，洗净切碎，与鸡蛋 2 枚搅匀，油煎至熟即可。

【食法】顿服，隔日 1 次。

首乌瑶柱三鲜羹

【配方】何首乌 10 克　鲜瑶柱 50 克　鲜花枝 50 克
鲜鲍鱼 50 克　大蒜 20 克　盐 5 克　素油 50 克
鸡汤 300 毫升　胡椒粉 3 克

【功效】滋阴补肺，益气补血。高血压风痰上逆型病人食用。

【制法】1. 把何首乌烘干，打成细粉；瑶柱洗净，切成小颗粒；
花枝、鲍鱼洗净，也剁成小颗粒，待用。

2. 把炒锅置武火上烧热，加入素油，烧六成熟时，下
入大蒜爆香，加入鸡汤，烧沸，下入瑶柱、花枝、
鲍鱼、何首乌粉，用文火煮 35 分钟即成。

3. 食时加入胡椒粉、盐即可。

【食法】每日 1 次，每次吃羹 50 克。

大蒜姜汁拌菠菜

【配方】菠菜 300 克　生姜 10 克　芝麻油 10 克　葱 10 克
大蒜 15 克　盐 5 克　酱油 10 克

【功效】滋阴润肺，养血止血，降低血压。用于风痰上逆型
高血压病人食用。

【制法】1. 把大蒜去皮洗净，捣成蒜泥；姜洗净绞成姜汁；
葱切花，菠菜洗净，用沸水焯熟，捞起，挤干水分，
待用。

2. 菠菜放入大碗内，加入蒜泥、姜汁、葱花、酱油、
盐、芝麻油拌匀即成。

【食法】每日食用 2 次，佐餐食用。

大蒜菠菜炒花枝

【配方】菠菜 300 克　鲜墨鱼 300 克　酱油 10 克　葱 10 克　大蒜 20 克　盐 5 克　素油 30 克　花枝 100 克

【功效】滋阴养血，降低血压。风痰上逆型高血压病人食用。

【制法】1.把大蒜去皮，洗净，切片；菠菜洗净，切段；鲜墨鱼洗净，切段；葱切花。

2.把炒锅置武火上烧热，再加入素油，烧六成熟时，加入蒜、葱爆香，随即加入花枝片炒匀，加入菠菜、盐、酱油，炒熟即成。

【食法】每日 1 次，佐餐食用。

茯苓杏仁炸全蝎

【配方】茯苓 30 克　杏仁 15 克　面粉 50 克　生粉 50 克　全蝎 30 只　盐 10 克　鸡蛋 1 个　素油适量

【功效】通经络，降血压，祛瘀血。风痰上逆型高血压病人食用。

【制法】1.把茯苓打成细粉、杏仁打成粉；全蝎洗净，除去盐分，沥干水分，待用。

2.把全蝎放入盆内，加入茯苓粉、面粉、杏仁粉、生粉、盐，打入鸡蛋拌匀挂浆，加少许水。

3.把锅置武火上烧热，加入素油烧八成熟时，锅离开火口，把全蝎逐个炸黄，熟透即成。

【食法】佐餐食用，每次食全蝎 3 只。

【配方】花胶 30 克　鸡汤 250 毫升　鲍鱼 30 克　鱼翅 30 克
大蒜 30 克　盐 6 克　菜胆 50 克

【功效】滋阴补血，降低血压。风痰上逆型高血压病人食用。

花胶大蒜炖鲍翅

【制法】1.把花胶、鲍鱼、鱼翅发透，洗净，切块；大蒜去
皮切片；菜胆洗净，切段。

2.把花胶、鲍鱼、鱼翅、大蒜、盐、鸡汤放入炖杯
内，置武火烧沸，再用文火婉 30 分钟即成；菜胆
另用水煮熟；上桌前加入煮熟之菜胆即可。

【食法】每日 1 次，佐餐或单食。

【配方】山楂 15 克　大枣 12 枚　红斑鱼 1 条　料酒 10 克
盐 3 克　姜 5 克　葱 10 克　酱油 10 克
鸡汤 300 毫升

【功效】补气血，化湿浊，降压。适用于气虚湿阻型高血压
等症。

山楂大枣蒸斑鱼

【制法】1.把山楂洗净、切片；大枣洗净、去核；红斑鱼去鳞、
鳃及内脏；姜切片，葱切段。

2.把红斑鱼放在蒸盆内，抹上酱油、料酒、盐，放上
姜、葱，并加入鸡汤，在鱼身上放大枣及山楂片。

3.把蒸盆置蒸笼内武火蒸 30 分钟即成。

【食法】佐餐食用，每周 1 次，坚持食用 2 个月。

【配方】牛膝 10 克　香菇 30 克　西芹 100 克　猪瘦肉 200 克
　　　姜 5 克　蒜 10 克　葱 10 克　盐 5 克　素油 50 克
　　　上汤适量

【功效】补气血，降血压，强筋骨。风痰上逆型高血压病人
　　　食用。

牛膝香菇
煲瘦肉

【制法】1.牛膝洗净，切段，香菇发透去蒂，一切两半；西
　　　芹洗净切段；猪瘦肉洗净，切块；姜切片，葱切段；
　　　蒜去皮，切片。

　　　2.把锅置武火上烧热，加入素油，烧至六成熟时，
　　　加入姜、葱、蒜爆香，加入猪瘦肉、西芹、香菇、
　　　牛膝，加入盐、上汤，用文火煲35分钟即成。

【食法】每日 1 次，佐餐食用。

【配方】炙黄芪 100 克　当归 20 克　嫩母鸡 1 只　黄酒 20 毫升
　　　陈皮粉 5 克　胡椒粉 5 克　盐 10 克　葱花 5 克
　　　姜 10 克　鸡精 3 克

【功效】补气益血，活血。用于高血压病。

【制法】1.将黄芪、当归洗净，共装入纱布药袋，口扎紧；
　　　母鸡宰杀后去毛，用刀切开，取出内脏肠杂。

黄芪当归
蒸鸡

　　　2.再将鸡放入沸水锅内余透，捞出，再置凉水内冲
　　　洗干净，沥尽水分。

　　　3.随之将药袋由鸡裆部装入鸡腹，将鸡入蒸盆并加
　　　入葱、姜、盐、黄酒、陈皮、胡椒粉及适量清水，
　　　上笼入锅隔水蒸2小时左右，最后取弃药袋，加
　　　入鸡精即成。

【食法】佐餐食用，分 3 日完成。

银耳炒菠菜

【配方】银耳 20 克　大蒜 10 克　葱 10 克　盐 5 克　姜 5 克　菠菜 200 克　素油 30 克

【功效】滋阴止咳，降低血压。风痰上逆型高血压病人食用。

【制法】1. 银耳发透，去蒂，撕成瓣状；菠菜洗净，切段，用沸水焯透捞起，沥干水分；姜、蒜切片，葱切段。

　　　　2. 炒锅置武火上烧热，加入素油，六成熟时，下入葱、姜、蒜爆香，加入银耳、菠菜、盐炒熟即成。

【食法】每日 2 次，佐餐食用。

黑木耳炒芹菜

【配方】杜仲 10 克　黑木耳 30 克　芹菜 200 克　葱 10 克　姜 5 克　大蒜 10 克　盐 3 克　素油 50 克

【功效】补肝肾，降压。适用于阴阳两虚型高血压等症。

【制法】1. 把杜仲烘干研成细粉；黑木耳发透去蒂根；芹菜洗净切段；姜切片，葱切段；大蒜去皮，切片。

　　　　2. 把炒锅置武火上烧热，加入素油，烧六成热时，下入姜葱、大蒜爆香，随即下入芹菜、黑木耳、盐、杜仲粉，炒至芹菜断生即成。

【食法】佐餐食用，每周 3 次，坚持食用 2 个月。

海带炖猪肘

【配方】海带 150 克　猪肘 300 克　盐 3 克　姜 5 克　葱 10 克

【功效】补虚损，降压。适用于肝肾阴虚型高血压等症。

【制法】1. 把海带洗净，切成细丝；猪肘洗净，切块；姜拍松，葱切段。

　　　　2. 把海带、猪肘、姜、葱放入炖锅内，加入清水 1500 毫升，用武火烧沸，打去浮沫，文火煮 1 小时，加盐即成。

【食法】佐餐食用，每周 2 次，坚持食用 2 个月。

【配方】杜仲 30 克　水发海参 200 克　姜 5 克　葱 10 克
　　　　盐 3 克　鸡汤 600 毫升

【功效】补肝肾，降压。适用于高血压病等症。

【制法】1. 把杜仲烘干研成细粉；水发海参去肠杂，顺切薄片；
　　　　　　姜拍松，葱切段。
　　　　2. 把水发海参放入炖锅内，加入杜仲粉、鸡汤、姜、
　　　　　　葱、盐。
　　　　3. 把锅置武火上烧沸，再用文火煮 40 分钟即成。

【食法】佐餐食用，每周 3 次，坚持食用 3 个月。

杜仲
煮海参

【配方】兔肉 120 克　制天麻 15 克　菊花 30 克　生姜 3 片
　　　　盐 5 克

【功效】清泄肝热，平肝息风。用于肝阳上亢型高血压病。

【制法】1. 将天麻洗净，菊花除去杂质，洗净；兔肉洗净，切
　　　　　　块，用开水拖去血水。
　　　　2. 把全部用料一同放入炖锅内，加开水适量，炖锅加
　　　　　　盖，文火隔开水炖 2 小时，加盐调味即可。

【食法】随量饮汤食肉。

天麻
炖兔肉

【配方】甲鱼 450 克　天麻片 15 克　葱 10 克　姜 5 克
　　　　黄酒 20 毫升　蒜 10 克　盐 5 克

【功效】活血化瘀，降压，清眩。适用于高血压病、冠心病。

【制法】将甲鱼宰杀，沸水稍烫后刮去泥膜，挖净体内黄油，
　　　　用甲鱼胆在壳背上涂一周，覆盖，向上置器皿中。
　　　　天麻片、葱、姜、蒜覆盖其上，加黄酒适量，加盖
　　　　后隔水炖 1.5~2 小时。

【食法】佐餐食，食时蘸麻油或随喜好调制蒜泥等调味汁水。

天麻
炖甲鱼

山楂莲子雪蛤膏

【配方】山楂 15 克　莲子 20 克　雪蛤 15 克　冰糖 15 克

【功效】滋阴补肾，降压。适用于肝肾阴虚型高血压等症。

【制法】1. 把山楂洗净，去核，切片；莲子洗净；雪蛤发透，去黑子、筋膜；冰糖打碎成屑。

　　　　2. 把莲子、山楂放入炖杯内，加入清水 350 毫升，用武火烧沸，再用文火炖煮 35 分钟后，加入雪蛤、冰糖屑烧沸，再用文火煮 15 分钟即成。

【食法】可作饮料用，每周 2 次，坚持饮用 2 个月。

杜仲爆腰花

【配方】杜仲 9 克　猪肾 200 克　绍酒 10 毫升　糖、酱油、盐、猪油、葱、姜、花椒、蒜、醋适量

【功效】补益肝肾，强筋健骨。用于肾精不足偏于肝肾亏虚，气化不利而下肢水肿，尿量减少或反增多的高血压病病人。

【制法】1. 炒杜仲加清水煎成浓汁；猪肾剥开，剔去臊腺，切块加花刀，放碗内，用糖、杜仲汁、绍酒、酱油、盐拌匀。

　　　　2. 用猪油起锅，烧至油红热时，放入葱、姜、花椒、蒜爆香，放入腰花快炒，再加入酱油、醋、糖略加翻炒即可。

【食法】随意食用。

淡菜松花蛋

【配方】淡菜 15 克　松花蛋 50 克

【功效】育阴潜阳。治疗阴虚阳亢型高血压。

【制法】将淡菜焙干研末，以松花蛋蘸淡菜末食用。

【食法】每晚服 1 次，连服 7~8 天。

醋制黑豆

【配方】黑豆 200 克　醋 30 克

【功效】补肝肾，降压。适用于高血压病等症。

【制法】1.把黑豆去杂质，洗净，烘干。

　　　　2.把炒锅置武火上烧热，加入黑豆，用锅铲不停地翻炒，改用文火，听见轻微爆炸声，离开火口，待响声停止，重将锅置文火上，加入醋，炒干即成。

【食法】每日随时可食用，坚持食用 3 个月。

玉米须炖蚌肉

【配方】玉米须 50 克　蚌肉 200 克　料酒 10 克　生姜 5 克　盐 5 克　葱 5 克　花椒 3 克

【功效】滋阴明目，利水通淋。用于阴虚阳亢型高血压病并水肿病人。

【制法】将玉米须洗净，葱、姜拍破，蚌肉去杂洗净；将玉米须、蚌肉、葱、姜、花椒、料酒、盐同时投入锅内，武火烧开，文火炖至肉熟烂，拣去玉米须、葱、姜。

【食法】随量饮汤食肉。

天麻猪脑羹

【配方】猪脑 1 个　盐 5 克　天麻 10 克

【功效】平肝息风，益精填髓。用于肾精不足、阴阳两虚的高血压病人。

【制法】将猪脑、天麻加水用文火共炖 1 小时，熬成稠厚羹汤，除去药渣，加入食盐调匀即成。

【食法】一日内分顿连脑带汤同食。

大蒜腐竹焖水鱼

【配方】水鱼 500 克　大蒜 90 克　腐竹 60 克　生姜 5 片　葱花 3 克　盐 5 克　荠粉 10 克　植物油适量

【功效】滋补肝肾，清热潜阳，软坚散结。用于阴亏阳亢之高血压病及肝病。

【制法】1. 将水鱼活剖，去肠杂，切块，用开水拖去血腥，捞起干水分；腐竹用清水浸软，切段；大蒜去根叶，洗净，切段。

2. 起油锅下姜、葱爆香，放入水鱼，大蒜炒至微黄，溅少许酒，下上汤（或水）适量，同放入瓦煲内焖至水鱼肉熟透，下湿荠粉、葱花、盐调匀可。

【食法】随量食用。

菊花蜂蜜膏

【配方】菊花 50 克　蜂蜜 200 克　枸杞子 30 克　桑椹 30 克

【功效】补肝肾，降压。适用于肝肾阴虚型高血压等症。

【制法】1. 把菊花、枸杞子、桑椹洗净去杂质，放入锅内，加清水 400 毫升，置武火上烧沸，再用文火煎煮 25 分钟，去渣，留汁液。

2. 把蜂蜜加入汁液内拌匀，用文火熬煮成膏状即成。

【食法】每日 2 次，每次 20 克，坚持食用 2 个月。

花生米浸醋

【配方】连衣花生米 250 克　醋 500 克

【功效】抑制血小板黏聚，阻止血栓形成，保护血管壁。用于高血压、高血脂病人。

【制法】连衣花生米 250 克，浸入醋中，1 周后服食。

【食法】每晚睡前食 3~5 粒，连食有效。

菠菜麻油拌芹菜

【配方】菠菜 250 克　嫩芹菜 30 克　麻油 20 克　食醋 10 克　盐 5 克　鸡精 5 克

【功效】平肝降压，润肠通便。对高血压之头晕头痛，面赤便秘等症有一定疗效。

【制法】将芹菜去根、叶，洗净切段，入沸水中焯 3 分钟，捞出；菠菜洗净切开，入沸水中焯一下，捞出；共入瓷盆中，加入调料拌匀即成。

【食法】佐膳食，每日 1 次，连用 5~7 日。

绿豆芝麻粉

【配方】绿豆 500 克　黑芝麻 500 克

【功效】抑制小肠吸收脂肪。用于老年人高血压、高血脂。

【制法】将绿豆与黑芝麻一起炒熟研粉。

【食法】每次服 50 克，每日 2 次服。

黑芝麻山药羹

【配方】黑芝麻 50 克　山药 50 克　白糖 10 克

【功效】补肝肾，养心脾，降压。适用于肝肾阴虚型等高血压症。

【制法】1.把黑芝麻去杂质炒香，研成细粉；山药烘干研成细粉；将黑芝麻粉与山药粉混匀，待用。

2.把锅内加入清水 300 毫升，置武火上烧沸，将黑芝麻粉和山药粉加入沸水锅内，同时放入白糖，不断搅拌，煮 3~5 分钟即成。

【食法】可随时食用，每周 3 次，坚持食用 3 个月。

肉片冬瓜

【配方】冬瓜 50 克　瘦猪肉 50 克　盐 5 克　花生油 20 克　酱油 10 克　团粉 10 克　葱 10 克　姜 5 克　料酒适量

【功效】补益，利水。用于老年人和高血压、冠心病、肝炎、肾炎、脑血管病、前列腺炎、神经炎、脚气病、血尿、水肿、气管炎等病症及孕妇、乳母、儿童、青少年等。

【制法】1. 先把冬瓜削去皮，切成 1 厘米厚的片；再把猪肉切成薄片，用酱油、团粉、料酒调汁拌好。

2. 油锅熬热后先煸葱、姜，继下肉片，急炒后出锅待用。

3. 另用热油锅煸炒冬瓜加盐，将要炒熟时放入炒过的肉片及酱油，炒匀，再将剩余的团粉用温水和好，放入后急炒和匀，烧熟即成。

【食法】佐餐食用。

老鸭蒸天麻

【配方】老母鸡 50 克　天麻 45 克　黄酒 20 毫升　盐 5 克　酱油 10 毫升

【功效】平肝息风，祛风定惊。

【制法】将老鸭去毛，开腹弃肠杂，洗净，淋上黄酒，酱油和食盐，上锅蒸 3~4 小时，离火前 15 分钟将天麻切片放入鸭盆内蒸透即成。

【食法】吃肉饮汁。每日 2 次，每次 1 小碗，2~3 天吃完。

【配方】鸡肉750克　菊花瓣50克　鸡蛋3个　葱、盐、料酒、胡椒粉、玉米粉、白糖、鸡精、麻油、猪油适量

【功效】镇痛祛风，补肝明目。适用于冠心病、高血压。

【制法】1.鸡肉切成薄片，菊瓣用水洗净，葱切成小片，鸡蛋去黄留清；鸡片用蛋清、盐、料酒、胡椒粉、玉米粉调匀拌好；用盐、白糖、鸡精、胡椒粉、麻油兑成汁。

2.锅烧热，倒入猪油，待油五成熟时，放入鸡片滑散滑透，捞出沥去油；再把锅烧热，放油30克热油，下入葱、姜稍煸炒，即倒入鸡片，烹入料酒炝锅，把兑好的汁搅匀倒入锅内翻炒几下，随着菊花瓣投入锅内翻炒均匀即可。

【食法】每日2次，佐餐食。

菊花炒鸡片

【配方】花生仁500克　夏枯草250克　酸枣仁50克

【功效】夏枯草能清肝火，散瘀结。目为肝窍，肝火得清则阴血上荣而目明，故又能明目。酸枣仁甘酸收敛，治烦心不得眠。补血通脉的花生与之同用，有持久的降压、宁心、明目作用。适用于高血压之心烦失眠，目赤昏花等症。

【制法】将夏枯草、酸枣仁共入锅中，加水适量，煎汁去渣；另取锅1只，倒入药汁和花生米，小火慢炖，至药汁快干时离火，取出花生米烘干，装瓶备用。

【食法】每次20~30粒，每日2次，细嚼慢咽。

花生枯草炖枣仁

荷叶蒸饼

【配方】糯米 1000 克　半肥瘦猪肉 50 克　红糖 75 克
白糖 50 克　八角 2 克　荷叶 3 张　茴香 1 克
猪油适量

【功效】清热解暑,开发清阳,散瘀止血。用于老年人、高血压、
高脂血症者。

【制法】1. 糯米淘洗沥净,下锅炒干水分,放八角、茴香合炒,
当糯米呈谷黄色时即起锅、磨细。

2. 红糖溶化滤去杂质,调入磨细的糯米粉子内,加
猪油、白糖一起揉好,分成小坨;猪肉洗净,切
片,包入坨中搓成圆形。

3. 荷叶洗净揾干,裹上糯米团,依次入蒸笼内急蒸
40 分钟便成。

【食法】可作早餐或点心食用。

冬瓜煨草鱼

【配方】冬瓜 500 克　草鱼 250 克　植物油 50 克　葱 10 克
姜 5 克　醋 10 克　蒜 5 克　盐 5 克　黄酒 10 克
鸡精 3 克

【功效】平肝,祛风,除热。用于治疗肝阳上亢之头痛眼花,
高血压等症。

【制法】1. 草鱼宰杀后去鳞、鳃、内脏,洗净;冬瓜洗净,
去皮,切块。

2. 烧热锅,放植物油,油烧至九成热时,放鱼,用
文火煎成金黄色,烹黄酒,加冬瓜、盐、葱、姜、
蒜、醋、清水(适量),用武火烧沸后,转用文火
炖至鱼熟,再加鸡精即成。

【食法】佐餐食用。

【配方】母鸡 1 只　天麻 15 克　清汤 500 毫升　葱 10 克　姜 10 克　盐 5 克

【功效】平肝息风,定惊定神。适用于高血压引起的肝阳头痛,神经性偏正头痛,肢体麻木等症。

鸡肉焖天麻

【制法】将天麻洗净切薄片,上笼蒸 8 分钟备用;把鸡除去毛爪及肠杂,洗净切块,下油锅煸炒一下,随加葱、姜适量煸出香味,加入清汤,小火焖 1 小时,再加入天麻,小火焖 5 分钟,加盐调味即可;天麻不可早加,早加其有效成分会因加热过度而损失。

【食法】吃肉喝汤,分两天吃完,连吃 2 只鸡。

【配方】瘦猪肉 50 克　黄瓜 250 克　海蜇 50 克　豆油 50 克　酱油 10 克　芝麻油 10 克　葱 10 克　姜 5 克　醋 10 克　蒜 5 克　盐 5 克　香菜 5 克

【功效】清热,化痰,消积,降压,降脂,止痢。用于老年人高血压、高脂血症、痢疾、肠炎、感冒或患癌症或癌症术后恢复期者。

肉丝拌黄瓜海蜇

【制法】1. 将瘦猪肉切成细丝;大蒜拍扁,切成末;香菜切段;勺内放入少许豆油,烧热,放入肉丝煸炒,加入酱油,炒入味后倒出。

2. 把黄瓜洗净,切成细丝,放齐在盘中,再把肉丝放在黄瓜丝上。

3. 将海蜇泡发好,洗净,切成细丝,放在肉丝上;香菜段放在肉丝的一边,大蒜末放在肉丝的另一边;再把酱油、醋、芝麻油、精盐、葱、姜放在碗内调好汁,浇在黄瓜丝上,现吃现拌。

【食法】佐餐食用。

【配方】草决明 30 克　茄子 500 克　豆油 250 克　蒜、淀粉、盐适量

【功效】清肝降逆，润肠通便。适应于高血压、冠心病病人。

【制法】1. 将草决明捣碎加水适量，煎 30 分钟，去药渣后浓缩汁至两茶匙待用；再把茄子切成斜片。

2. 把豆油 250 克放入锅中烧热，把茄子炸至两面焦黄，捞出控油。另将铁锅内余油留下 3 克再放在火上，用蒜片爆锅后把炸好的茄片入锅，即可把葱姜作料和草决明药汁调匀的淀粉倒入锅内翻炒一会，点几滴明油，颠翻后，加盐调味即成。

【食法】每日 2 次，佐餐食。

决明烧茄子

【配方】猪肝 200 克　芹菜 300 克　猪油 50 克　盐 1 克　酱油 25 克　湿淀粉 30 克　黄酒 10 克　香醋适量

【功效】清热利湿，平肝凉血。用于高血压、冠心病、慢性肝病、肝功能轻度异常者。

【制法】1. 猪肝去筋膜，用快刀切成薄片，用水淀粉和精盐同猪肝片搅匀上劲（即上浆），待用。

2. 芹菜用筷子打去菜叶（取净茎 300 克），用清水洗净，切段。

3. 将锅洗净，上旺火，烧热，倒入猪油，烧至六成油温，投猪肝划油，将猪肝搅散，待变色后，倒入漏勺沥油。

4. 锅中留油少许，继续上旺火，投入芹菜煸炒，待成熟前，加上酱油、精盐，用湿淀粉勾芡，再倒入猪肝，翻几下身，在锅边淋上少许香醋，即可出锅装盘。

【食法】佐餐食用。

芹菜炒猪肝

鸡肉焖天麻

【配方】母鸡1只　天麻15克　清汤500毫升　葱10克　姜10克　盐5克

【功效】平肝息风,定惊定神。适用于高血压引起的肝阳头痛,神经性偏正头痛,肢体麻木等症。

【制法】将天麻洗净切薄片,上笼蒸8分钟备用;把鸡除去毛爪及肠杂,洗净切块,下油锅煸炒一下,随加葱、姜适量煸出香味,加入清汤,小火焖1小时,再加入天麻,小火焖5分钟,加盐调味即可;天麻不可早加,早加其有效成分会因加热过度而损失。

【食法】吃肉喝汤,分两天吃完,连吃2只鸡。

昆布海藻煲黄豆

【配方】昆布30克　海藻30克　黄豆200克　白糖10克

【功效】清热降压,软坚散结,滋阴和脾。用于阴阳两虚之高血压病人。

【制法】全部原料小火炖汤,加白糖少许调味。

【食法】每天服2次。

鸭肉菊荷芹菜

【配方】鸭肉200克　菊花12克　荷叶1张　芹菜200克　白糖10克

【功效】滋阴清热,利水消肿,益血降压。适于高血压、冠心病。

【制法】先将菊花、荷叶、芹菜煎汁去渣,再同鸭肉、白糖共炖熟服食。

【食法】每日1剂,连用7日为一疗程。

【配方】猪肉 50 克　鲜嫩豌豆 150 克　花生油 10 克　盐 5 克
　　　　酱油 10 克　团粉 10 克　料酒、盐适量

【功效】补中益气，利尿通乳。用于老年人和高血压、冠心病、
　　　　心脏损伤、肾炎、肝炎、结核病、糖尿病，神经炎、
　　　　脚气病、浮肿、舌炎、皮炎、癞皮病等病症及孕妇、
　　　　乳母、儿童等。

肉丝
烩豌豆

【制法】将猪肉切成细丝，用团粉、料酒、酱油调汁拌好；
　　　　再将豌豆剥好洗净；油锅熬热后先煸肉丝，煸后起
　　　　出；锅内放入豌豆，加水或肉汤，再加酱油和盐烧开，
　　　　豆酥后下煸过的肉丝，将团粉用温水和匀，倒入锅
　　　　内调和烧开。

【食法】佐餐食用。

【配方】猪肉 5 克　鲜嫩蚕豆 150 克　花生油 10 克　盐 5 克
　　　　酱油 10 克　葱 5 克　姜 5 克

【功效】健脾燥湿，补益气血。用于老年人、孕妇、乳母、
　　　　儿童和高血压、冠心病、脑血管病、慢性肾炎、结
　　　　核病、营养不良、贫血、癞皮病、舌炎、皮炎、食
　　　　欲不振、术后恢复期病人。

肉末
炒蚕豆

【制法】将肉洗净，剁成碎末；蚕豆洗净；将油熬热后先煸葱、
　　　　姜，继炒肉末，炒至半熟时，把酱油、盐等放入炒和，
　　　　再将蚕豆放入一同煸炒，如太干可略加水或汤，炒透、
　　　　炒熟即成。

【食法】佐餐食用。

【配方】瘦猪肉 50 克　香干 50 克　芹菜 150 克　花生油 20
　　　　克　酱油 10 克

【功效】补益气血,降脂,利尿。用于老年人和营养不良、贫血、
　　　　结核病、高脂血症、高血压、骨软化症、口角溃疡、
　　　　舌炎、脂溢性皮炎、角膜炎、白内障、术后恢复期、
　　　　阴囊炎、尿血、前列腺炎、糖尿病等。

肉丝香干炒芹菜

【制法】把瘦猪肉及香干均切成丝,芹菜理好、洗净、切成
　　　　寸段,用开水焯一下;油锅熬热后即煸肉丝,然后
　　　　将芹菜、酱油等放入,炒熟。

【食法】佐餐食用。

山楂炖扁豆

【配方】鲜山楂 30 克　白扁豆 30 克　红糖 50 克

【功效】适用于肝旺脾虚之高血压病病人食用。

【制法】山楂、扁豆同炖,加入红糖服食。

【食法】每日 1 次。

【配方】党参 15 克　乳鸽 1 只　料酒 6 克　胡椒粉 3 克
　　　　精盐 3 克　鸡精 3 克　姜 3 克　葱 6 克

【功效】补气除湿,降低血压。适用于气虚湿阻型高血压病
　　　　病人食用,尤其在伏天、梅雨季节。

党参炖乳鸽

【制法】将党参用水润透,切段;乳鸽宰杀后,洗净,去内
　　　　脏及爪,切块,放沸水中去除血水,姜、葱洗净,
　　　　切片;将以上全部放入炖锅内,加入清水 600 毫升,
　　　　置武火上烧沸,再改用文火炖 80 分钟即可。

【食法】每日空腹服食 1 次。

【配方】茯苓 50 克　米粉 450 克　发酵粉 4 克　碱水 2 克

【功效】健脾渗湿,宁心安神。适合脾虚型高血压、高脂血症、冠心病、脑血管病病人食用。

健脾茯苓糕

【制法】茯苓烘干,打成粉;米粉加入清水揉成面团,加入发酵粉发酵,揉好后加入碱水,将茯苓粉揉入面团中,制成方糕;把方糕上笼用武火蒸 7 分钟后,取出后即可。

【食法】每日食用 1 次,一月为一疗程。

 粥　类

【配方】丹参 15 克　枸杞子 20 克　粳米 150 克　白糖 20 克

【功效】补肝肾,明眼目,祛瘀血,凉血消痈。适用于心脑血管硬化、高血脂、高血糖等症。

丹参枸杞粥

【制法】1. 丹参润透,切成薄片;枸杞子淘洗干净,去果柄、杂质;粳米淘洗干净。

2. 丹参、枸杞子、粳米同放入锅内,加水 800 毫升,置武火上烧沸,再用文火炖煮至米熟烂,出锅前加入白糖即成。(注:丹参用水润透,切片,便于烹饪,发挥疗效)

【食法】每日 1 次,坚持食用 1 个月。

太子山楂粥

【配方】太子参 10 克　山楂 10 克　粳米 100 克

【功效】健脾化湿，降压。适用于高血压病气虚湿阻型等症。

【制法】1.把太子参洗净，去杂质；山楂洗净，去核，切片；粳米淘洗干净待用。

　　　　2.把粳米放在电饭煲内，放入山楂片、太子参，加入清水 800 毫升，煮粥即成。

【食法】每日早餐食用，坚持食用 2 个月。

黑米党参山楂粥

【配方】党参 15 克　山楂 10 克　黑米 100 克

【功效】补气血，降压。适用于高血压病等症。

【制法】1.把党参洗净、切片；山楂洗净，去核切片；黑米淘洗干净。

　　　　2.把黑米放锅内，加入山楂、党参，加清水 800 毫升；把锅置武火上烧沸，文火煮 50 分钟即成。

【食法】早晚均可食用，每周 3 次，坚持食用 3 个月。

【注意】实邪、气滞、怒火盛者忌服党参。脾胃虚弱者忌服山楂。

山楂银耳粥

【配方】山楂 10 克　银耳 10 克　大米 100 克

【功效】滋阴润肺，降低血压。风痰上逆型高血压者食用。

【制法】1.把山楂洗净，切片；银耳发透去蒂根，撕成瓣状；大米淘洗干净。

　　　　2.把大米、山楂、银耳放入电饭煲内，加水适量，煮粥即成。

【食法】每日 1 次，当早餐食用。

芹菜山楂粥

【配方】芹菜 100 克　山楂 20 克　大米 100 克

【功效】生津止渴，降低血压。风痰上逆型高血压病人食用。

【制法】1.把大米淘洗干净，山楂洗净切片，芹菜洗净切颗粒。

2.把大米放入锅内，加水 1000 毫升，置武火烧沸，再用文火煮 30 分钟，下入芹菜、山楂，再煮 10 分钟即成。

【食法】每日 1 次，当早餐食用。

冬瓜鸭粥

【配方】冬瓜 1 个　光鸭 1 只　大米 300 克　鲜荷叶半张　冬菇 5 个　陈皮 3 克　葱 5 克　盐 5 克　麻油 5 克　姜 5 克

【功效】清热消暑，利尿消肿，通淋止血，解闷止渴。用治水肿、暑天发热、尿血等症及高血压、高脂血症、冠心病、肥胖症。

【制法】将冬瓜留皮洗净切厚块，大米在水滚后放入，冬菇、冬瓜、鲜荷叶、陈皮等亦同时放入，光鸭于油锅内煎爆至香，铲起加入粥内同煲，鸭够烂时捞起切件，用葱花、姜茸、麻油、盐调味即成。

【食法】每日早、晚，温热服之。

蛋花粥

【配方】粳米 100 克　鸡蛋 1 只　盐 2 克

【功效】补益五脏，滋阴润燥，养血安胎，填精补血。用于老年体弱、高血压、儿童发育不良、孕妇产后体虚等。

【制法】将米洗净，先加水如常法煮粥，待粥将熟时，把鸡蛋打匀后加入粥内，再煮片刻，放入细盐少许即可。

【食法】每日早晚，趁热食之。

淡菜粥

【配方】淡菜 50 克　粳米 100 克

【功效】滋阴调经，补肝肾，益精血。用于治疗腰膝酸软、小便余沥、妇女白带、小腹冷痛、月经不调、男子阳事不举或举而不坚、高血压、动脉硬化等症。

【制法】将淡菜温水浸泡半日，烧开后去心，再和粳米加水煮粥。

【食法】每日早晚 2 次，温热服食。

菊苗粥

【配方】甘菊幼苗 30 克　粳米 100 克　冰糖 10 克

【功效】清肝明目，降压清暑。用治于肝火目赤、头晕目眩、烦躁失眠、口苦耳鸣、风火目翳、高血压等。

【制法】将甘菊新鲜嫩芽或幼苗洗净切细，再和粳米加水如常法煮粥，待粥稠，再加冰糖适量，调匀后即可食用。

【食法】每日早、晚，温热服之。

葱白粥

【配方】连须葱白 10 根　粳米 50 克　生姜 3 片

【功效】发汗解表，散寒通阳。用治年老体弱的风寒感冒、畏寒、发热、头痛、鼻塞、腹痛、泻痢等；亦用于冠心病、胸闷痛等。

【制法】将葱白洗净切细；先以常法加水煮粥，熟后加入葱白及生姜，再煮片刻即可。

【食法】每日 2 次，趁热服食。

地骨皮粥

【配方】地骨皮 30 克　粳米 50 克　冰糖 10 克

【功效】凉血退热，清泄滋阴。用治阴虚发热、骨蒸潮热、盗汗和血热妄行所致的吐血、衄血、尿血等病症，尚用于高血压、肺结核、糖尿病和原因不明的低热病人。

【制法】将地骨皮煎水取浓汁，去渣留药汁约 100 毫升，入粳米、冰糖，再加水 400 毫升，煮粥即可。

【食法】每日 2 次，温热服食。

葵子粥

【配方】葵花子 30 克　大米 50 克

【功效】平肝，降压，治痢，透脓。用治体虚便秘、血痢、麻疹不透、疮痈肿毒、耳鸣、高血压、头晕痛、蛲虫病等，尚用治高脂血症。

【制法】将葵花子剥壳取仁，再与大米加适量水，煮粥即可。

【食法】每日 2 次，温热服食。

荸荠粥

【配方】荸荠（去皮）100 克　粳米 100 克

【功效】破积攻坚，止血，治痢，住崩，解毒，醒酒。治胸中实热口渴、食欲不振、宿食停滞等病症，尚可治高血压、黄疸湿热、小便不利等。

【制法】将荸荠洗净，去皮后捣碎或切片，再和粳米共入锅内，加水适量，如常法煮成稀粥即可。

【食法】每日 2 次餐，温热服之。

落花生粥

【配方】花生 45 克　粳米 60 克　冰糖 10 克

【功效】健脑，降脂。用治高脂血症、脑血栓等症。

【制法】先将花生连红衣捣碎，与粳米、冰糖同入砂锅内，加水 600~800 毫升，煮粥即成。

【食法】每日早晨空腹，温热食之。

莲肉粥

【配方】莲子粉 15 克　糯米 30 克　红糖 10 克

【功效】养心安神，益肾固精，健脾止泻止带。用治于脾虚泄泻、大便溏薄、肾虚不固、遗精、尿频及带下、心悸、虚烦失眠等症，尚可治高血压病。

【制法】先将莲子磨为细末，与糯米、红糖同入砂锅内煎煮，煮沸后即改用文火，煮至粥熟为止。

【食法】每日早晚，温热服食。

天麻菊花粥

【配方】天麻 10 克　菊花 6 克　大米 100 克　白糖 15 克

【功效】平肝熄风，定惊潜阳。用于肝阳上亢型高血压病人食用。

【制法】天麻用二泔水（第二次淘米水）适量，浸泡 2 昼夜；菊花去杂质、洗净，大米淘洗干净；将大米、菊花、天麻同放锅中，加清水 800 毫升，武火煮沸后转用文火煮 50 分钟左右，加入白糖搅匀即成。

【食法】每日早晚，温热服食。

荷叶绿豆粥

【配方】绿豆20克　大米50克　鲜荷叶一张

【功效】清热解暑，降脂。用于高脂血症、高血压者、动脉硬化、脑动脉硬化、慢性胆囊炎、胆石症者。

【制法】先以水将绿豆泡发，加水煎至豆开花；大米加水煮粥，半熟时和入绿豆汤，再一起煮至熟；粥熟后，取鲜荷叶一张，盖粥锅上，15分钟后取走，即可食用。

【食法】每日早、晚各服1次。

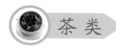

茶　类

菊槐绿茶饮

【配方】菊花6克　槐花6克　绿茶6克

【功效】生津止渴，降低血压。用于风痰上逆型高血压病人饮用。

【制法】把菊花、槐花洗净；将菊花、槐花、绿茶放入杯内，加沸水250毫升，盖严杯盖，5分钟即成。

【食法】代茶饮用。

菊楂决明饮

【配方】菊花3克　山楂15克　草决明15克

【功效】疏风清热，解毒降压。风痰上逆型高血压者饮用。

【制法】1.菊花洗净，山楂洗净切片，草决明打碎。

　　　　2.把菊花、山楂、草决明放入碗杯内，加水250毫升。

　　　　3.把碗杯置武火上烧沸，用文火煎10分钟即成。

【食法】每日数次，每次饮20克。

柿子决明茶

【配方】鲜柿子 2 个　草决明 15 克

【功效】清热止渴，降低血压。风痰上逆型高血压病人饮用。

【制法】1. 草决明打碎，用水煎煮 15 分钟，取汁液 100 毫升，
　　　　　待用。

　　　　2. 鲜柿子去皮，用纱布绞取汁液，将柿子液与草决
　　　　　明汁液混匀即成。

【食法】每日 2 次，饮完。

核桃山楂菊花茶

【配方】核桃仁 125 克　山楂 60 克　菊花 12 克　白糖 150 克

【功效】疏散风热，平肝明目，清热解毒，有滑肠润燥，通
　　　　利血脉之功。对头晕目眩，头胀头痛，肺虚咳嗽；
　　　　肾虚阳痿，腰膝酸痛；大便燥结；高血压、冠心病、
　　　　高脂血症等均有疗效。

【制法】将核桃仁洗净后用石磨磨成浆汁，倒入瓷盆中，加
　　　　清水稀释调匀待用；山楂、菊花洗净后，水煎 2 次，
　　　　去渣合汁 1000 毫升；将山楂菊花汁同核桃仁浆汁一
　　　　块倒入锅中，加白糖搅匀，置火上烧至微沸即成。

【食法】代茶频饮。

核桃三物饮

【配方】核桃仁 15 克　山楂 15 克　杏仁 15 克　牛奶 250 毫升
　　　　冰糖 10 克

【功效】补气血，降血压。风痰上逆型高血压病人食用。

【制法】1. 核桃仁磨成浆，山楂切片，杏仁打粉，冰糖打碎。

　　　　2. 把牛奶放入炖杯内，加入核桃仁浆、山楂片、杏
　　　　　仁粉、冰糖屑。

　　　　3. 把炖杯置中火烧沸，用文火炖煮 20 分钟即成。

【食法】每日 1 次，当早餐食用。

参考文献

［1］彭铭泉.高血压病四季药膳［M］.郑州：中原农民出版社，2004.

［2］何国樑.高血压病治疗调养全书［M］.北京：化学工业出版社，2010.

［3］幸宝，董盛.高血压饮食宜忌与中医调养［M］.北京：化学工业出版社，2011.

［4］刘彦.补血食谱(经典)：健康补出来［M］.广州：广东旅游出版社，2006.

［5］成海艳.高血压家庭保健与食疗［M］.哈尔滨：哈尔滨出版社，2009.

［6］洪尚纲，郭威均，纪戊霖.对症药膳养生事典［M］.北京：中国纺织出版社，2007.

［7］吴杰.图说高血压病食疗菜谱［M］.北京：金盾出版社，2007.

［8］彭铭泉.中华养生实用药膳［M］.青海：青海人民出版社，2010.

［9］彭铭泉.心脑血管病精品药膳60种［M］.郑州：郑州大学出版社，2011.

［10］田建华.高血压调养食谱与生活护理［M］.北京：中医古籍出版社，2006.

［11］何席英.高血压药膳［M］.北京：世界图书出版社，2004.

［12］王民生.心血管疾病中医食疗验方［M］.沈阳：辽宁科学技术出版社，1999.

［13］马义杰，张绪华.冠心病食疗菜谱［M］.青岛：青岛出版社，2003.

［14］张燕立.食到病除：大众饮食养生与自疗［M］.北京：清华大学出版社，2006.

［15］李浩.中华药膳防治心脏疾病［M］.北京：科学技术文献出版社，2002.

［16］雷永乐.雷医生心血管病食疗方谱［M］.广州：广东人民出版社，2006.

［17］李秀才.高血压自然疗法［M］.北京：人民军医出版社，2011.